Silke Amthor

AQUAFITNESS

Waterpower für Körper und Seele

S. Bock

südwest

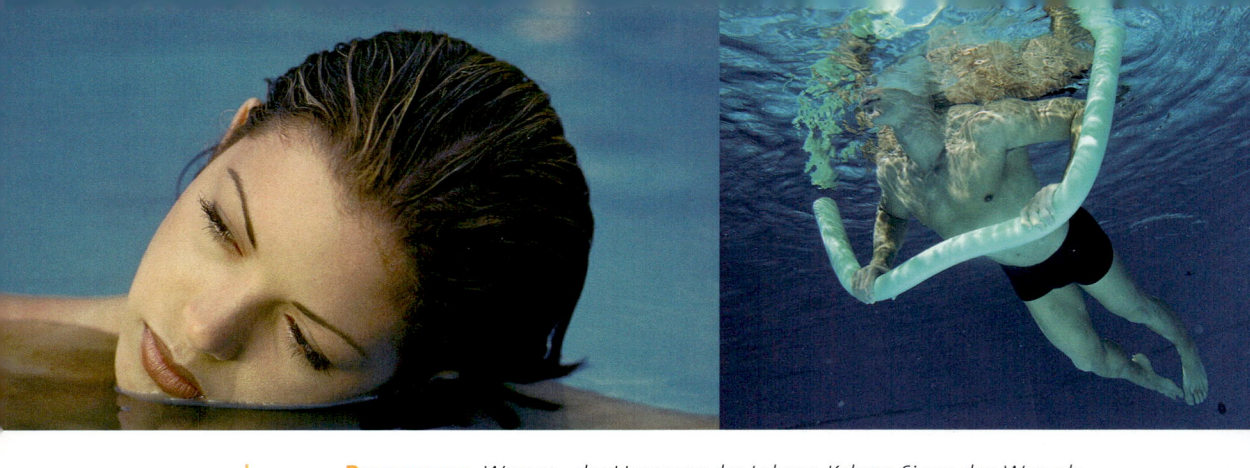

BILD LINKS: *Wasser – der Ursprung des Lebens. Kehren Sie zu den Wurzeln zurück, und erfahren Sie, wie wohltuend entspannend und heilend das Lebenselixier Wasser sein kann.*
BILD RECHTS: *Ob Pool-Nudel, Aquajogging oder Aquarobic: Das Training im Wasser bietet überraschend vielfältige und neue Fitnessmöglichkeiten.*

Schöner schwimmen

Fit wie ein Fisch – Aqua-Gym

INHALT

Wellness – alles im Fluss

Baden im Glück – Wasser & Meer

Die Pflege mit dem Blubb

Doc Aqua – heilen mit Wasser

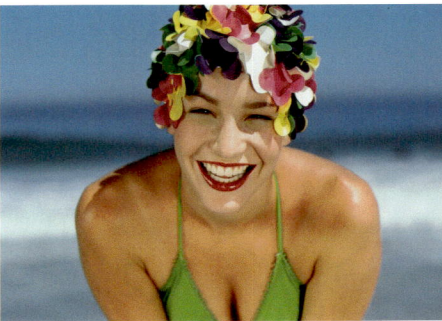

Element mit hohem Wellnessfaktor: Wasser belebt Body & Soul, in der heimischen Badewanne ebenso wie beim Urlaub am Meer …

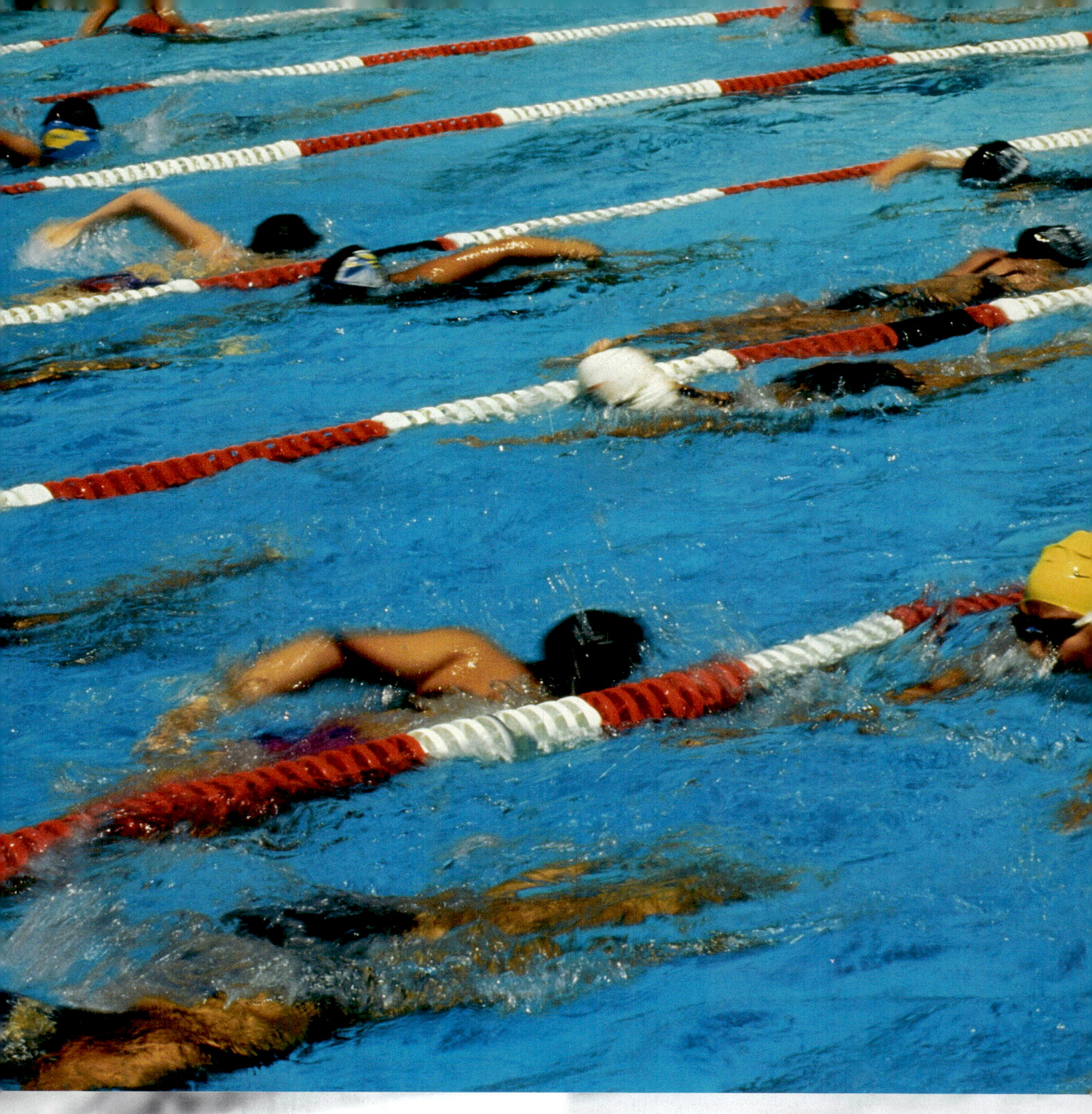

Schwimmen – der Klassiker unter den Aquasport-arten. Kein Wunder, denn schwimmen kann jeder – egal, ob jung oder alt, schlank oder mollig. Doch nur mit der richtigen Technik macht Schwimmen Sie fit und hält Sie gesund!

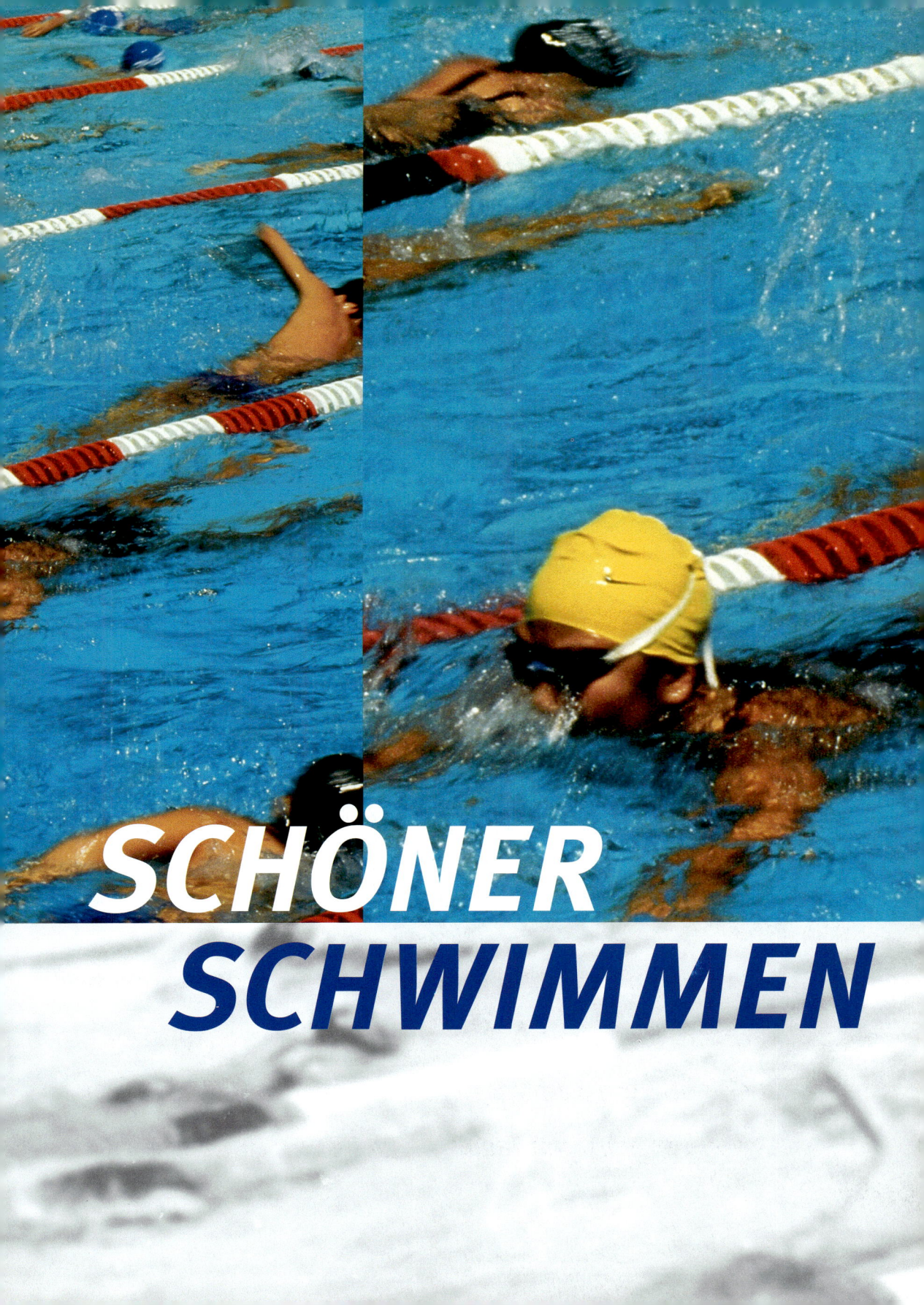

SCHÖNER

SCHWIMMEN

Brust oder Butterfly?

Schwimmen – schon das Wort löst bei vielen unangenehme Kindheitserinnerungen aus: das mulmige Gefühl vor dem ersten Kopfsprung vom Ein-Meter-Brett, lästige Badekappen, unter denen Haare ziepen, oder muffige Duschräume.

Schade, denn das nasse Element gehört zu unserem Leben von Anfang an dazu und wird eigentlich instinktiv als angenehm empfunden. Ungeborene schaukeln im Bauch der Mutter sanft im Fruchtwasser, Babys fangen im Wasser ganz automatisch zu schwimmen an, und Kleinkinder sind im Urlaub oft gar nicht mehr aus dem Wasser herauszukriegen. Vergessen Sie deshalb doch einfach mal die negativen Schulerlebnisse zwischen Wasserschlucken und See-

Obwohl es nicht des Menschen ureigenstes Element ist, fühlen sich Kinder im Wasser oft besonders wohl.

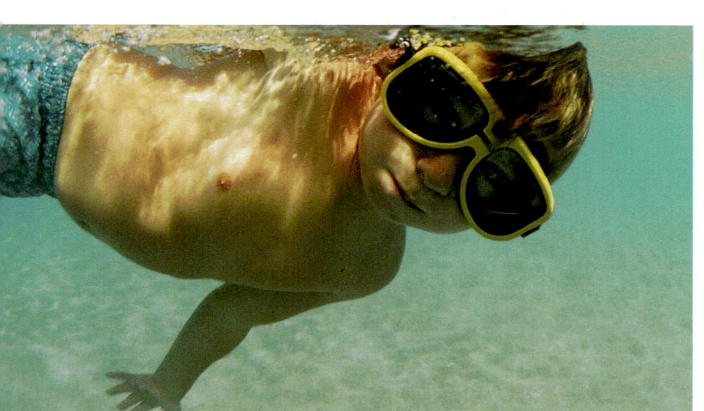

pferdchen-Seligkeit. Schwimmen ist ein idealer Sport, selbst für jemanden, der sich als eher unsportlich einstuft. Denn im Wasser spürt man diese wunderbare Leichtigkeit des Seins, und ein paar Kilogramm zu viel auf den Hüften lösen sich beim Schwimmen einfach in Wohlgefallen auf.

Ganz schön light

Bewegung im Wasser gleicht einem herrlichen Schwebezustand. Da Wasser eine 970-mal größere Dichte als Luft hat, erfährt die natürliche Schwerkraft entsprechend mehr Widerstand. Durch den Wasserwiderstand sind auch die Bewegungen verzögert, und man hat das tolle Gefühl des Gleitens und Schwebens.

Diese Leichtigkeit mögen übrigens auch die Gelenke und Bänder. Wenn Sie beispielsweise bis zum Hals im Wasser stehen, lasten nur noch rund zehn Prozent des Körpergewichts auf dem Bewegungsapparat. Deshalb können sogar Menschen mit chronischen Rücken- und Gelenkproblemen oder Haltungsschäden vom Wasser profitieren. Zudem ist die Verletzungsgefahr im Wasser sehr gering, selbst wenn Bewegungen einmal falsch ausgeführt werden sollten. Und auch Menschen mit ein paar Speckpölsterchen zu viel fühlen sich im Wasser oft buchstäblich erleichtert und bleiben bei diesem Sport eher bei der Stange als bei frustrierenden Joggingerlebnissen mit dem berühmten Mehlsackgefühl. Ein rund 70 Kilogramm schwerer Mensch wiegt im Wasser nämlich nur noch ca. sieben Kilogramm!

Gar nicht herzlos

Doch nicht nur die Gelenke, auch Herz und Kreislauf freuen sich über die Bewegung im nassen Element. Wasser entspannt und übt eine beruhigende Wirkung auf den ganzen Organismus aus. Es genügt, nur im Wasser zu stehen, um den Herzschlag um 10 bis 15 Schläge pro Minute zu verringern. Durch den hydrostatischen Druck wird zudem mehr Blut in den Brustraum gepresst, das Herz arbeitet mit einem erhöhten Blutangebot und somit insgesamt effizienter. Es wird länger und besser durchblutet.

Druck tut gut

Der Wasserdruck bekommt aber auch dem Venensystem gut. Er fördert den Rückstrom des Blutes aus den Beinen in Richtung Herz. Er kann so gegen schwere Beine helfen und Besenreisern sowie Krampfadern vorbeugen.

Auch die Atmung wird durch das Schwimmen positiv beeinflusst. Durch den hydrostatischen Druck auf Bauch und Brust wird das Einatmen erschwert, was die Atemmuskulatur kräftigt. Das Ausatmen dagegen fällt durch den Druck wesentlich leichter und wird vertieft.

Brust oder Rücken?

Für den Anfang sollten Sie sich erst einmal mit dem Brust- und Rückenschwimmen vertraut machen; etwas mehr Koordination verlangen das Kraul- oder Butterflyschwimmen. Brustschwimmen trainiert besonders die Innenseite der Oberschenkel und strafft das Bindegewebe. Kraulen stärkt die Schulter- und Nackenmuskulatur – ideal für alle, die viel am Schreibtisch sitzen. Rückenschwimmen ist optimal für Menschen, die unter Rückenschmerzen leiden.

Wichtig beim Erlernen einer Schwimmtechnik ist, dass Sie zuerst die Beinbewegungen üben, dann die Armbewegungen und beides anschließend zu einer Gesamtbewegung zusammenbringen. Zum Schluss kommt dann noch die richtige Atmung hinzu.

Wichtig ist außerdem, dass Sie sich mit dem Wasser vertraut machen – und zwar sowohl über als auch unter der Wasseroberfläche. Dazu finden Sie auf den nächsten Seiten einige Tipps und Informationen. Und dann kann es endlich losgehen.

Antistressmittel

Auch die Ausschüttung von Stresshormonen wie beispielsweise Adrenalin wird im Wasser gedrosselt – und das sogar um über 30 Prozent!

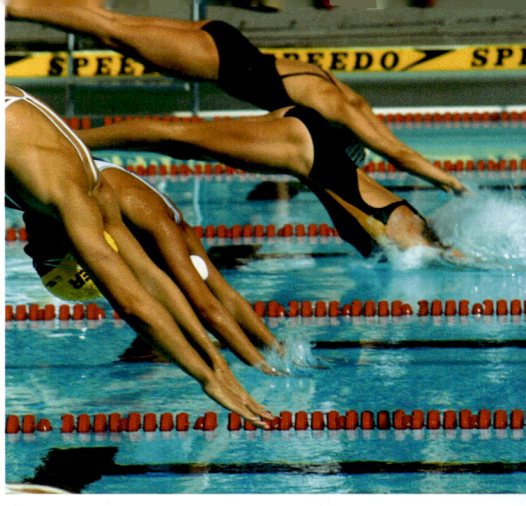

Es muss ja nicht gleich ein Wettkampf sein, aber etwas sportlichen Ehrgeiz können Sie beim Schwimmen schon entwickeln …

Auf die Plätze, fertig, nass

Achten Sie im Schwimmbad einmal ganz bewusst darauf, wie einige Menschen schwimmen. Den Kopf hoch über der Wasseroberfläche, immer bemüht, dass die Frisur nicht leidet, kein Wasser in Mund oder Augen kommt.

Sportliches Schwimmen allerdings sieht anders aus. Dabei sollte man in der Lage sein, unterzutauchen, in das Wasser auszuatmen und in tiefes Wasser zu springen. Das ist nicht für alle Menschen so einfach, besonders wenn sich eine gewisse Angst vor dem Wasser manifestiert hat, etwa durch negative Erlebnisse in der Kindheit.

Klein anfangen lohnt sich

Falls Ihnen Wasser Unbehagen bereitet: Fangen Sie ruhig ganz klein an, und gewöhnen Sie sich in der heimischen Dusche oder Badewanne an das für Sie beunruhigende Element. Stellen Sie sich zunächst unter die Dusche, lassen Sie das Wasser über Ihr ganzes Gesicht prasseln. Lassen Sie zu, dass es in Mund, Augen und Ohren läuft, und gewöhnen Sie sich an dieses zunächst vielleicht unangenehme Gefühl. Sagen Sie sich innerlich laut und deutlich, dass Ihnen dabei überhaupt

Damit Sie auch wirklich alles richtig machen, zeigen wir zu jedem Schwimmstil die klassischen und häufigsten Fehler.

nichts passieren kann. Den nächsten Schritt zur Wassergewöhnung können Sie in der Badewanne (ohne Badezusatz) machen. Legen Sie Ihr Gesicht auf die Wasseroberfläche, so dass Mund, Nase und Augen komplett unter Wasser sind. Der normale Reflex ist es, jetzt einfach die Luft anzuhalten. Versuchen Sie aber doch einmal Folgendes: Atmen Sie kurz über der Wasseroberfläche durch den Mund ein, indem Sie den Kopf zur Seite drehen, tauchen Sie dann unter, und atmen Sie unter Wasser durch Mund und Nase aus. Versuchen Sie, sich an den Widerstand des Wassers beim Ausatmen zu gewöhnen.

Sich mit dem Wasser vertraut machen

Jetzt fällt der Weg ins Schwimmbad vermutlich schon etwas leichter. Dort können Sie die folgenden Atemübungen machen: Halten Sie sich am Beckenrand oder an der Überlaufrinne fest, und tauchen Sie bis auf Schulterhöhe ins Wasser ein. Atmen Sie durch den Mund ein, tauchen Sie bis zum Haaransatz unter Wasser, halten Sie die Augen möglichst offen. Beim Auftauchen atmen Sie kräftig durch Mund und Nase aus. Wiederholen Sie diese Übung 15- bis 20-mal hintereinander. Denken Sie daran, dass das Ausatmen länger dauern sollte als das Einatmen.

Zur Verbesserung der Atemtechnik können Sie auch die folgende Übung machen, die der weiter oben beschriebenen »Badewannenübung« ähnelt: Verschränken Sie die Arme locker auf dem Rücken, und gehen Sie mit vorgebeugtem Oberkörper langsam durch das halstiefe Wasser. Tauchen Sie dann mit dem Gesicht ins Wasser, und atmen Sie unter Wasser langsam aus. Drehen Sie anschließend den Kopf abwechselnd nach links und rechts aus dem Wasser, und atmen Sie ein. Vermutlich werden Sie schnell merken, dass eine Seite Ihre »Atmungsschokoladenseite« ist, die Sie später – beispielsweise beim Kraulen – besonders häufig benutzen.

Das fremde Element
Was im Wasser alles anders ist

Wasser hat bekanntlich keine Balken. Doch das ist nicht das einzige, was das Element von unserem gewohnten Leben an Land unterscheidet. Das alles ist im Wasser anders:

▶ Langsamkeit: Wie bereits erwähnt, hat Wasser eine fast 1000fach höhere Dichte als Luft. Entsprechend müssen alle Bewegungen gegen den Wasserwiderstand gemacht werden. Schnelle Gesten sind nicht mehr möglich, alles geht unter Wasser langsamer zu.

▶ Atmung: Durch den hydrostatischen Druck wird das Einatmen erschwert, das löst bei einigen Menschen anfangs ein beklemmendes Gefühl aus.

▶ Gleichgewicht: Durch den Auftrieb des Wassers bekommt der Körper je nach Wassertiefe ein schwereloses Gefühl. Das kann je-doch auch dazu führen, dass man beispielsweise die Beine schwerer koordinieren kann. Dabei kann es vorkommen, dass man bereits in hüfttiefem Wasser Mühe hat, die Beine schnell auf den Boden zu stellen und sich aufzurichten.

▶ Reizungen: Wasser in Schwimmbädern ist aus hygienischen Gründen häufig mit chemischen Substanzen wie Chlor versetzt. Das kann einerseits bei Spritzern ins Auge die Schleimhäute reizen, und andererseits die Haut am Körper austrocknen und zu Irritationen führen.

▶ Kälte: Ragen Körperteile länger aus dem Wasser oder macht man eine längere Pause, friert man schnell, weil das Wasser auf der Haut verdunstet.

Brustschwimmen

Die Technik

Beine

In der Ausgangsphase des Brustschwimmens sind die Beine und Füße lang gestreckt. Anschließend werden die Knie gebeugt und die Fersen möglichst weit in Richtung Po herangezogen; die Knie sollten dabei etwa hüftbreit auseinander sein (siehe rechts, Abbildungen A und B). Die Hüften tauchen beim Beugen der Knie automatisch tiefer ins Wasser ein. Am Ende der Grätschbewegung sind die Fußspitzen angezogen und zeigen nach außen (siehe Abbildung C).

Die nötige Vorwärtsbewegung kommt zustande, indem Sie die Beine wieder strecken. Die Knie rücken dadurch näher zusammen, die Unterschenkel schwingen kreisend nach außen. Unterschenkel und Fußsohle drücken das Wasser weg, dadurch entsteht der Vorwärtsschwung (Abbildung D). Am Ende dieser Phase sind die Beine und Füße wie in der Ausgangsposition wieder gestreckt, die Hüften liegen knapp unterhalb der Wasseroberfläche.

Arme

In der Startphase liegen die Arme gestreckt an oder knapp über der Wasseroberfläche, die Handflächen zeigen zum Boden. Dann werden die Finger der Hand eng zusammengedrückt, die Handflächen zeigen nach außen zum Beckenrand (siehe Seite 12, Abbildung A). Die Schultern sind vorgeschoben, die Arme gerade nach vorn durchgestreckt.

Anschließend ziehen die Arme gestreckt nach außen bis knapp auf doppelte Schulterbreite. Dann werden die Arme gebeugt. Die Handflächen, die sich dann vor Brust und Gesicht befinden, bilden eine Dachform. Schließlich werden die Arme wieder nach vorn durchgestreckt (siehe Seite 12, Abbildung D).

Koordination

Wichtig beim Brustschwimmen ist, dass die einzelnen Bewegungen symmetrisch ausgeführt werden. Der Kopf muss innerhalb eines Schwimmzyklus über die Wasseroberfläche kommen. Je eine Bein- und eine Armbewegung werden zu einer Gesamtbewegung verbunden (siehe Abbildungen auf Seite 13). Während die Arme schwungvoll vor die Brust geführt werden, sollten die Fersen eher langsam in Richtung

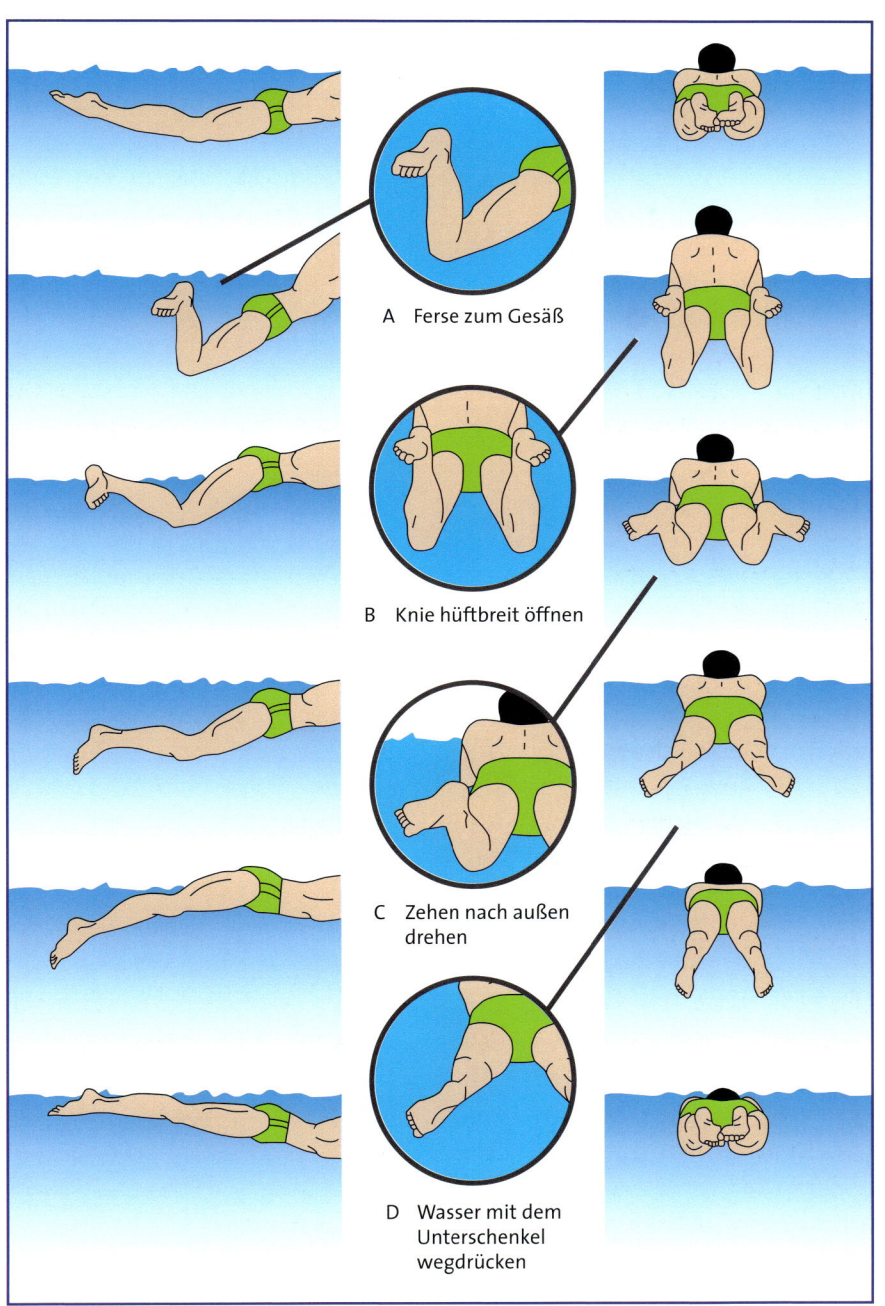

A   Ferse zum Gesäß

B   Knie hüftbreit öffnen

C   Zehen nach außen
     drehen

D   Wasser mit dem
     Unterschenkel
     wegdrücken

Grafik links:
Beinbewegung beim Brust-schwimmen.

**Grafik
Seite 12:**
*Armbewegung
beim Brust-
schwimmen.*
**Grafik
Seite 13:**
*Koordination
von Armen
und Beinen
beim Brust-
schwimmen.*

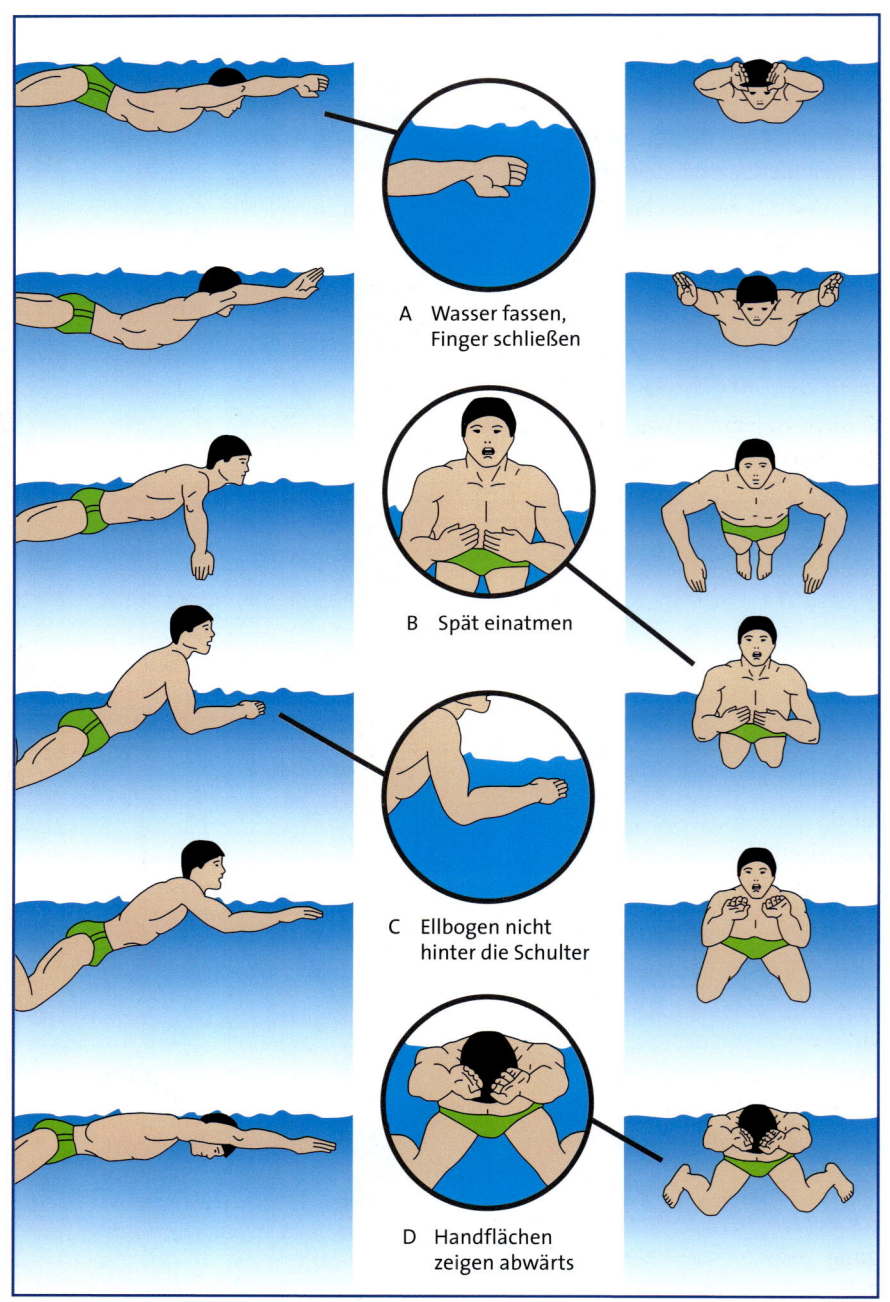

A Wasser fassen,
  Finger schließen

B Spät einatmen

C Ellbogen nicht
  hinter die Schulter

D Handflächen
  zeigen abwärts

Po gezogen werden (siehe rechts, Bild 2 und 3). Werden die Arme dann wieder gestreckt vorgeschoben, werden die Beine kraftvoll geschlossen (Bild 4) und schließlich wieder gestreckt – das lässt den Körper durchs Wasser gleiten (Bild 5 und 6).

Atmung

Eingeatmet wird beim Brustschwimmen, wenn die Hände vor Brust und Gesicht zusammenkommen, wenn die Schultern also am höchsten aus dem Wasser ragen. In der Gleitphase dagegen wird die Luft angehalten. Ausatmen sollten Sie in der Phase, in der die Arme gestreckt nach außen geführt werden.

Achtung Fehler!

Fehler 1: Die Fersen werden übertrieben stark in Richtung Po gezogen. Der ideale Winkel zwischen Oberschenkel und Rumpf beträgt jedoch zwischen 130 und 160 Grad.

Fehler 2: Die Beinbewegungen werden nicht symmetrisch ausgeführt. So dreht beispielsweise nur ein Fuß nach außen.

Fehler 3: Die Arme werden zu weit nach außen hin geöffnet, so dass ein 90-Grad-Winkel zum Oberkörper entsteht. Der Abstand zwischen den Armen sollte in der Öffnungsbewegung jedoch nur maximal doppelte Schulterbreite betragen.

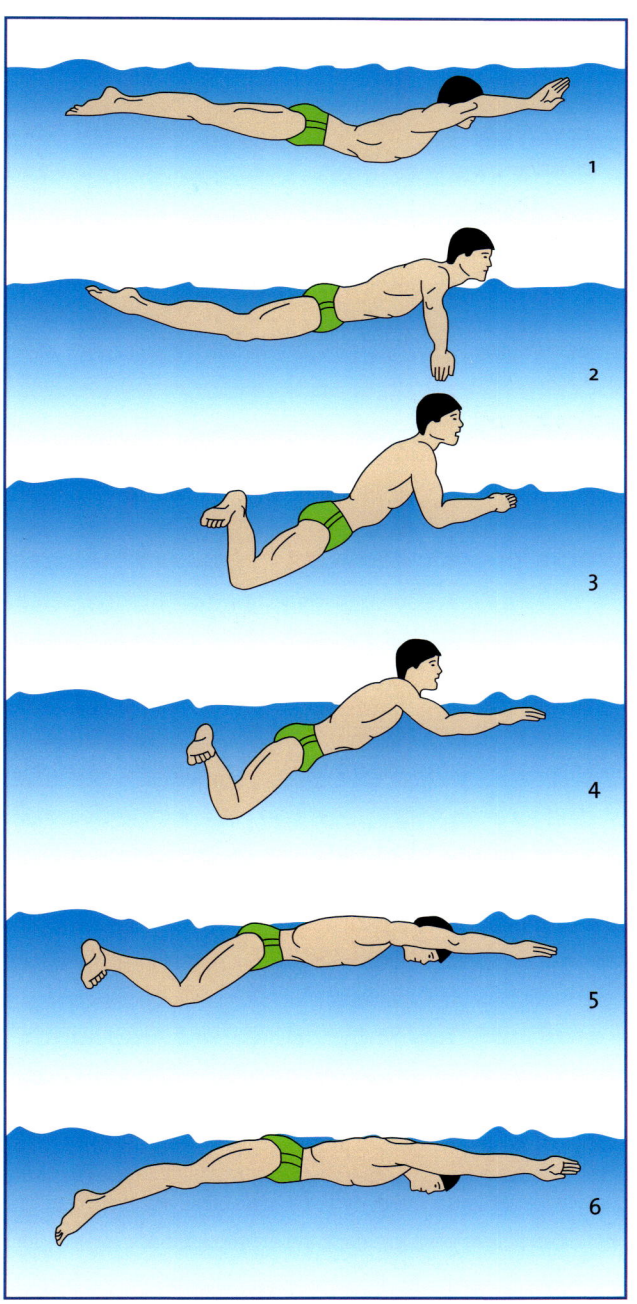

Rückenschwimmen

Die Technik

Beine

Wie beim Kraulen, so werden auch beim Rückenkraulen die Beine abwechselnd auf und ab bewegt. Die Ausschlagsweite der Beine ist beim Rückenschwimmen allerdings etwas größer. Und so geht's: Das linke Bein liegt gestreckt im Wasser, das rechte ist ganz leicht angewinkelt, beide Füße sind gestreckt (siehe Seite 16, Abbildung 1). Der Oberschenkel des linken Beins leitet die Aufwärtsbewegung ein, dabei sinken Bein und Fuß noch etwas abwärts, das Knie beugt sich (Abbildung 2 und 3). Anschließend schnellt der Unterschenkel mit lockerem Fuß nach oben (Abbildung 4 und 5). Durch den Druck des Wassers dreht sich der Fuß etwas nach innen. Der Fuß darf jedoch nicht durch die Wasseroberfläche kommen – das Bein wird vorher durchgestreckt wieder abgesenkt (Abbildung 6).

Arme

Der durchgestreckte linke Arm taucht ins Wasser ein, dabei ist die Hand gestreckt, die Finger liegen eng zusammen, der kleine Finger taucht zuerst ins Wasser ein (siehe rechts, Abbildung A). Der linke Arm sinkt tiefer, während sich der rechte Arm gestreckt aus dem Wasser bewegt. Der rechte Arm kommt langsam mit durchgestreckten Fingern aus dem Wasser, der linke Ellbogen beugt sich im 90-Grad-Winkel und wird nah zum Körper herangezogen (Abbildung B). Anschließend streckt sich der linke Arm wieder und bildet zum rechten Arm einen Winkel von ca. 180 Grad. Sobald der linke Arm das Wasser verlässt, beginnt der rechte mit der Zugbewegung.

Koordination

Wie beim Kraulschwimmen, so ist auch beim Rückenkraulen der Sechserbeinschlag die übliche Technik, d. h., auf einen Armzyklus schlagen die Beine sechsmal auf und ab (siehe Seite 17, Abbildung 1 bis 6).

Die Koordination von Armen und Beinen ist beim Rückenkraulen übrigens relativ einfach, sie stellt sich meist automatisch ein. Wichtig für die Lage ist, dass sich die Ohren an der Wasseroberfläche befinden. Die Brust ist leicht gewölbt, der Rücken liegt flach im Wasser. Durch die Arm- und Beinbewegungen rollt der Körper im Wasser fast automatisch hin und her, der Kopf sollte sich jedoch dabei nicht mitbewegen. Am besten ist es, wenn

Auf sie kommt es an: Die Arme werden beim Rückenschwimmen am meisten beansprucht – sie leisten den Vorschub.

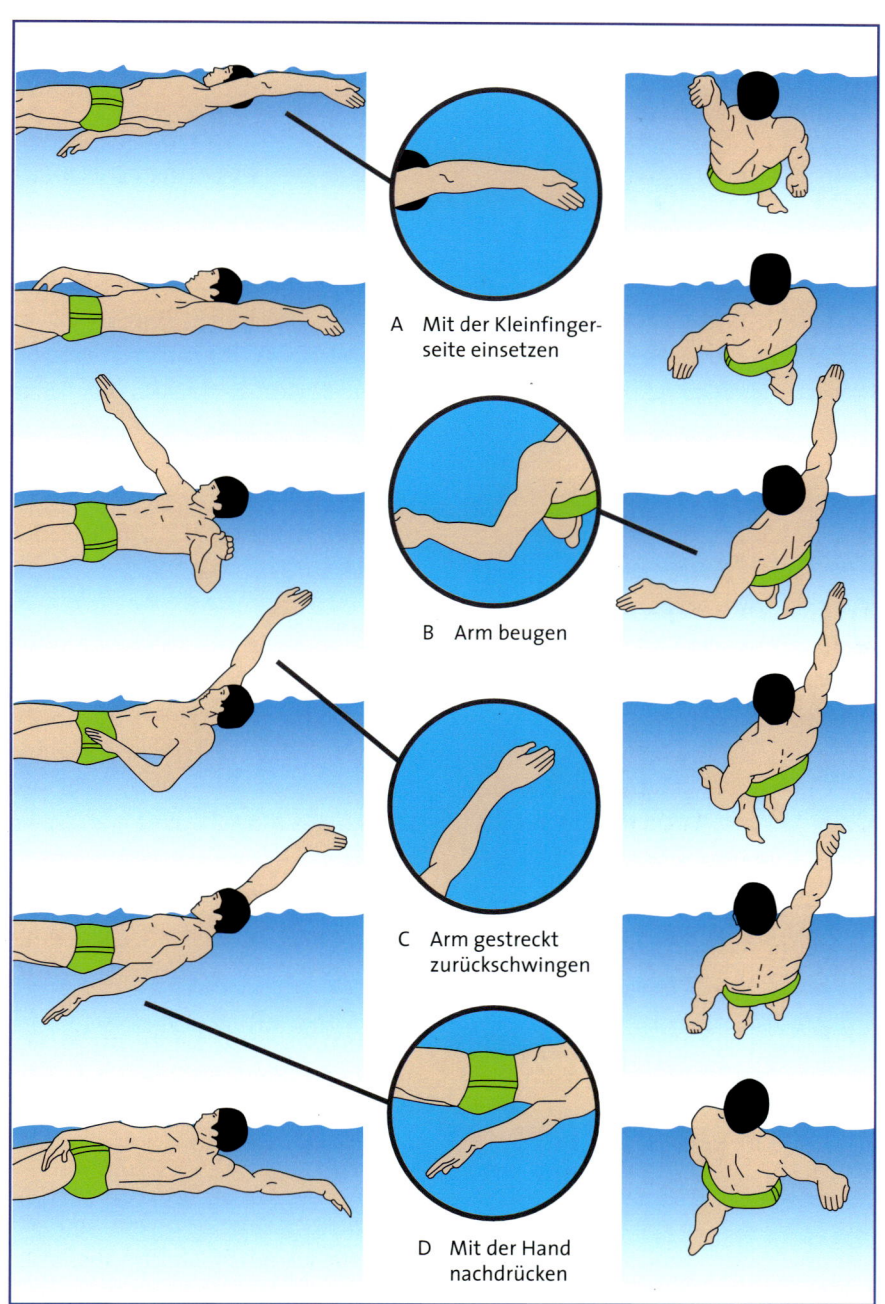

A Mit der Kleinfinger-
   seite einsetzen

B Arm beugen

C Arm gestreckt
   zurückschwingen

D Mit der Hand
   nachdrücken

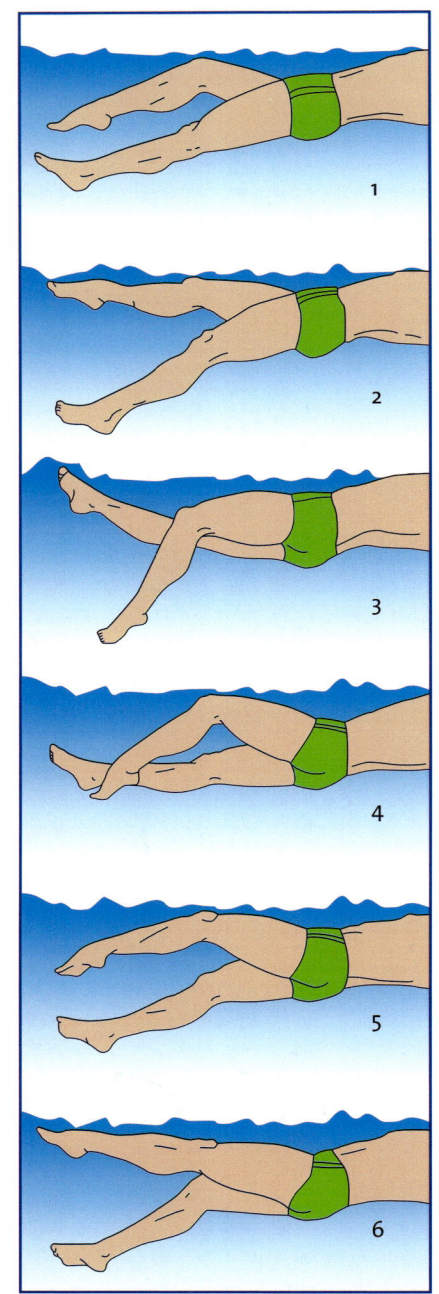

Sie versuchen, den Kopf ganz ruhig zu halten; er sollte nach vorn oben gerichtet sein.

Atmung

Da beim Rückenkraulen Nase und Mund nie vollständig unter Wasser sind, kann das zu unregelmäßigem, hektischem Einatmen führen, und das Ausatmen wird im Eifer der ungewohnten Bewegungsabläufe manchmal ganz vergessen. Kleine Faustregel: Ausatmen sollten Sie, wenn ein Arm ins Wasser eintaucht und durchzieht. Einatmen sollten Sie beim Herausschwingen eines Arms.

Achtung Fehler!

Fehler 1: Viele Menschen machen beim Rückenschwimmen unter Wasser mit den Beinen eine Bewegung wie beim Radfahren. Das ist falsch. Die Knie und auch die Füße sollten immer unter Wasser sein, dürfen die Wasseroberfläche also nicht durchbrechen. Die Beinbewegung gleicht vielmehr der sanften Paddelbewegung von Enten.

Fehler 2: Der Arm wird unter Wasser die ganze Zeit gestreckt gehalten.

Fehler 3: Die Arme sind untereinander schlecht koordiniert.

Fehler 4: Der Kopf wird krampfhaft nach unten auf die Brust gehalten. Das kann zu Verspannungen im Schulter-Nacken-Bereich führen.

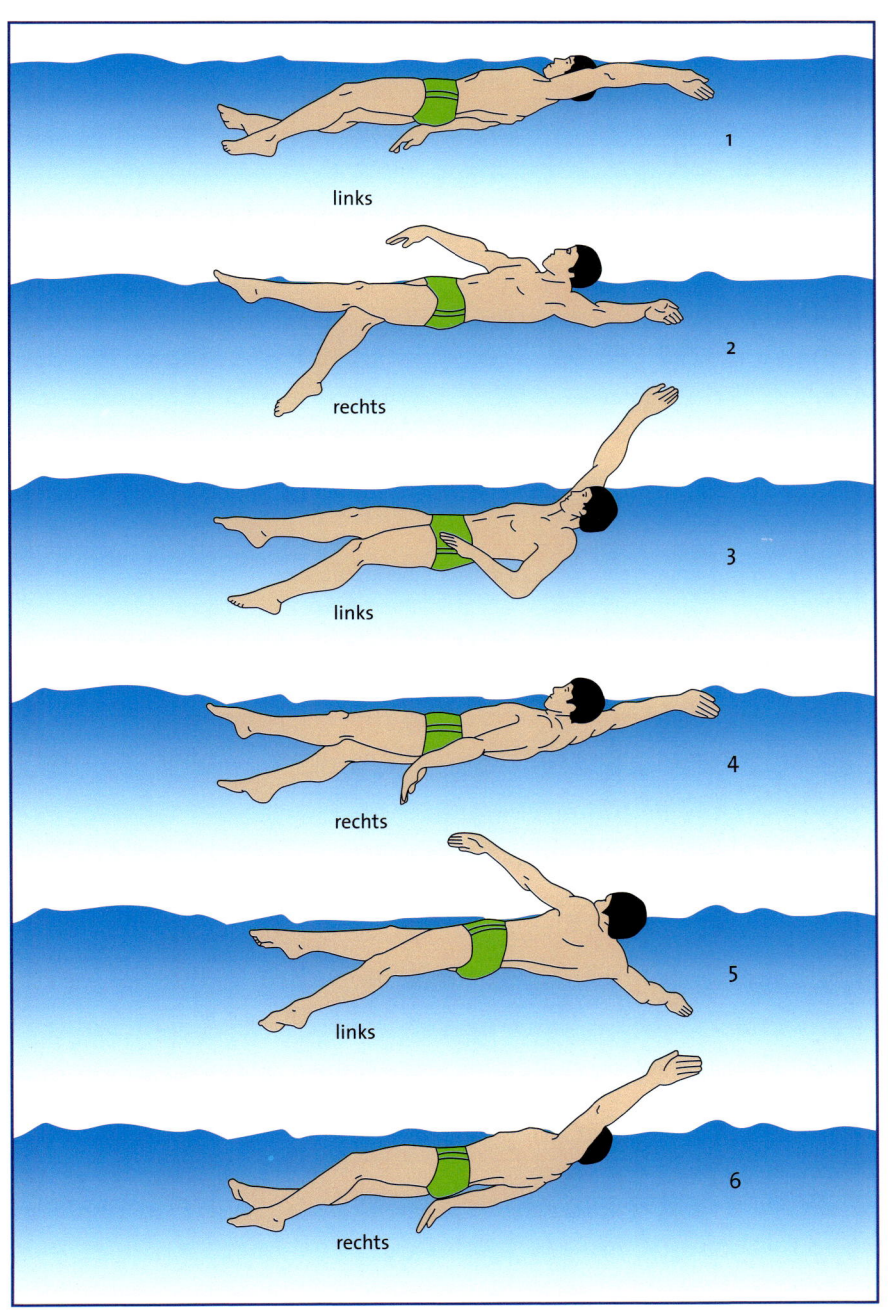

links

1

rechts

2

links

3

rechts

4

links

5

rechts

6

Grafik links:

Koordination von Armen und Beinen beim Rücken-schwimmen.

Kraulschwimmen

Die Technik

Beine

Beim Kraul-
schwimmen
sollten Sie
darauf ach-
ten, dass beim
Armzug im-
mer zuerst die
Hand und
nicht der Ell-
bogen ein-
taucht. Dies
gewährleistet
einen ökono-
mischeren
Bewegungs-
ablauf.

Wichtig bei dieser Schwimmtechnik ist es vor allem, darauf zu achten, dass die Beine nicht die Tempomacher sind. Vielmehr sollten sie den Körper, der mit Armen und Kopf ständig in Bewegung ist, möglichst stabil im Wasser halten. Die Beinbewegung beim Kraulen erinnert übrigens ein wenig an den Schwimmstil von Enten – Sie können sich die Technik also einmal in der »freien Natur« anschauen.

Und so geht's: Die Beine werden beim Kraulschwimmen abwechselnd auf und ab bewegt (siehe Seite 20, Abbildung 1). Bei der Abwärtsbewegung der Beine beginnt zunächst der Oberschenkel (Abbildung 2), und der Unterschenkel folgt mit einer schnellen Kickbewegung, ähnlich wie bei einem Tritt beim Fußballspielen (Abbildung 3 und 4).

Achten Sie bei der Beinbewegung bewusst auf den Wasserwiderstand. Durch den Druck drehen sich Bein und Fußgelenk automatisch nach innen, der Unterschenkel und die Ferse drücken nach. Parallel dazu kommt das andere Bein dazu, und der Oberschenkel drückt nach unten (Abbildung 5 und 6).

Arme

Die Arme sind beim Kraulen buchstäblich die treibende Kraft. Die ungewohnte Armbewegung ist anfangs ziemlich anstrengend, denn Kraulen kostet ganz schön Kraft. Es kann daher nicht schaden, wenn Sie zu Hause zusätzlich mit einem Fitnessband (z.B. Thera-Band®), mit Hanteln oder im Studio an Kraftmaschinen die Armmuskulatur trainieren.

Ganz wichtig beim Kraulen ist die Handhaltung. Drücken Sie dazu die Finger aneinander, und formen Sie die Hand zu einer flachen Schaufel. Mit dieser Haltung taucht die Hand ins Wasser ein und bewegt sich nach unten, ohne dass sie durch den Wasserdruck abknickt.

Der Arm wird bis auf Schulterhöhe nach unten bewegt. Das nennt man die Zugphase. Der Ellbogen sollte dabei leicht gebeugt sein (siehe rechts, Abbildung A und B). Führen Sie diese Rotationsbewegung bis zum Oberschenkel weiter. Stellen Sie sich vor, dass Sie das Wasser dabei kräftig nach hinten schieben; dies nennt man die Druckphase (siehe rechts, Abbildung C). Anschließend beginnt die Schwungphase, bei der die Armmuskulatur außerhalb des Wasser entspannen soll. Dabei sollte der Arm wie von selbst wieder zurück

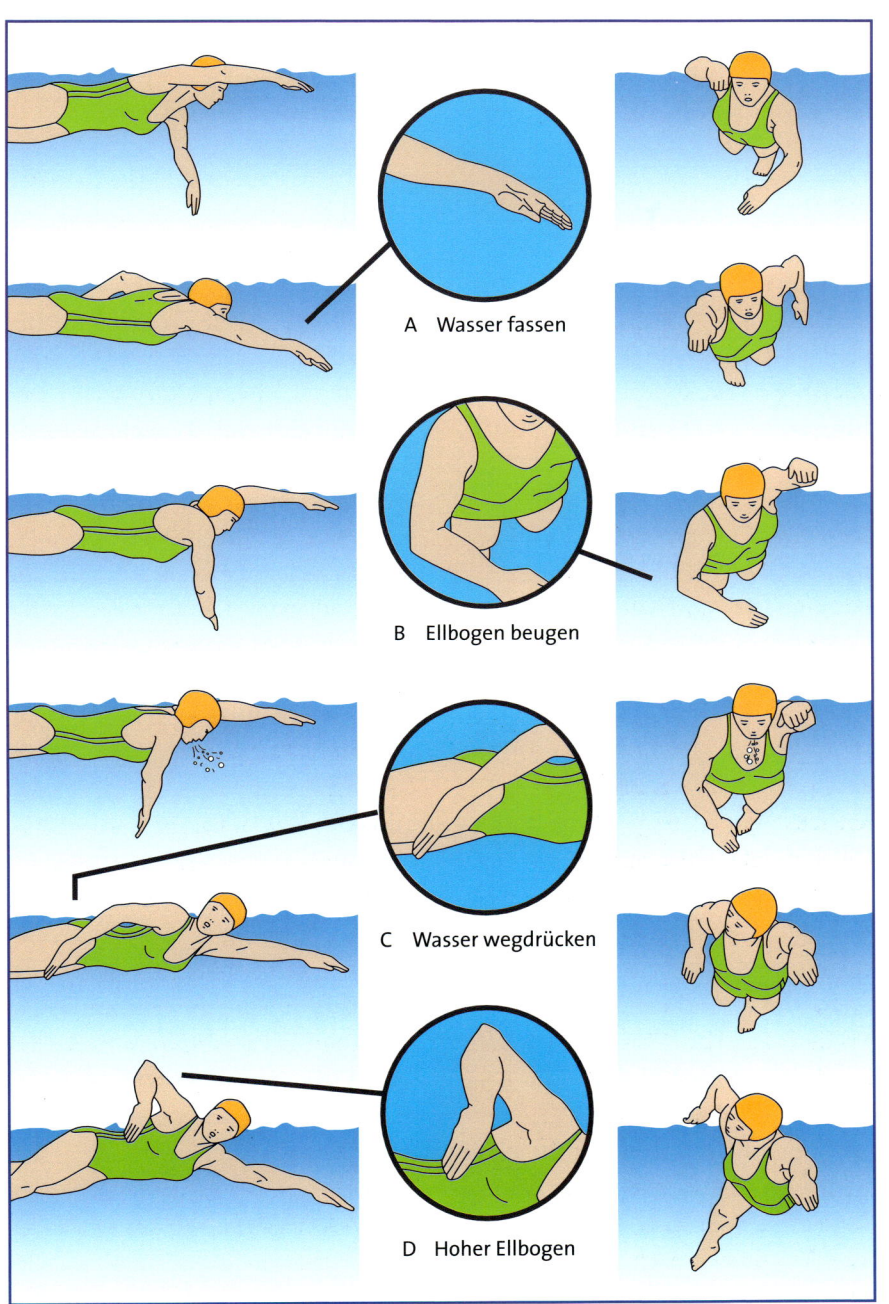

A   Wasser fassen

B   Ellbogen beugen

C   Wasser wegdrücken

D   Hoher Ellbogen

Grafik links:
Armbewegung beim Kraul-schwimmen.

Grafik Seite 20:
Beinbewegung beim Kraulschwimmen.
Grafik Seite 21:
Koordination von Armen und Beinen beim Kraulschwimmen.

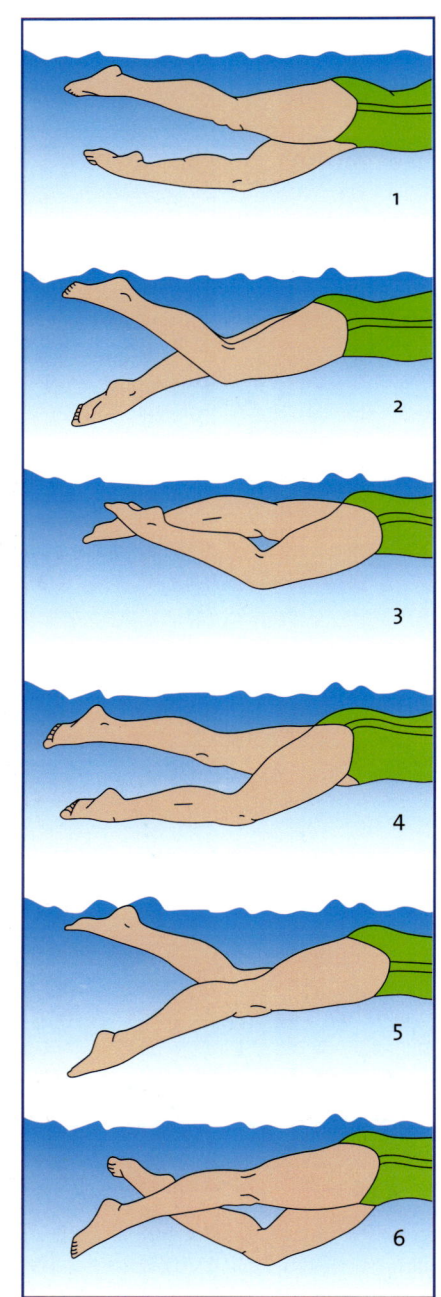

an die Wasseroberfläche kommen. Der Ellbogen ist außerhalb des Wassers angewinkelt und ragt hoch aus dem Wasser, der Unterarm bewegt sich nach vorn (siehe Seite 19, Abbildung D). Währenddessen sorgt der andere Arm unter Wasser für neuen Schwung. Wichtig dabei ist, dass die Schaufelhand und nicht der Ellbogen das Wasser verdrängt.

Koordination

Arm- und Beinbewegung beim Kraulschwimmen zusammenzubringen, ist gar nicht so einfach. Kurzstreckensprinter bevorzugen den so genannten Sechserbeinschlag (siehe Seite 21, Abbildung 1 bis 6), Langstreckenschwimmer den ökonomischeren Zweierbeinschlag. Beim Sechserbeinschlag wird ein Armzyklus, also die gesamte Bewegung des rechten und linken Arms, mit sechs Auf- und Abwärtsbewegungen der Beine kombiniert.

Wichtig ist außerdem die richtige Lage des Körpers im Wasser. Das Gesicht befindet sich bis zum Haaransatz im Wasser, die Augen blicken schräg nach vorn. Der Po bleibt immer unter der Wasseroberfläche, der Bauch sollte nicht durchhängen.

Atmung

Eines sei noch einmal vorweg gesagt: Eingeatmet wird immer durch den Mund, ausgeatmet durch Mund und

Nase. Anfänger sollten mit der Zweierzugatmung beginnen, bei der immer auf derselben Seite eingeatmet wird; Profis hingegen beherrschen die Viererzugatmung, bei der nur nach jedem vierten Armzug eingeatmet wird. Das braucht jedoch viel Übung, Anfängern würde hier schnell die Luft ausgehen.

Und so funktioniert die Zweierzugatmung: Wenn die eine Hand ins Wasser taucht und sich nach hinten bewegt, wird ins Wasser ausgeatmet (siehe rechts, Abbildung 4). Kommt die Hand aus dem Wasser, wird der Kopf zur Seite gedreht und schnell eingeatmet (Abbildung 5 und 6). Der Kopf sollte dabei nicht zu weit aus dem Wasser gehoben werden, das kostet nur unnötige Kraft.

Achtung Fehler!

Fehler 1: Achten Sie darauf, dass Sie unter Wasser mit den Beinen nicht »Rad fahren«. Bei dieser Bewegung wird der Oberschenkel nämlich zu weit nach vorn gezogen – und das bremst die gesamte Bewegung.

Fehler 2: Die Fußgelenke sollten locker, aber gestreckt sein. Wenn Sie die Füße anwinkeln, wirken sie wie eine Bremse unter Wasser.

Fehler 3: Die Beine bleiben beim Kraulschwimmen immer unter Wasser, sie haben über der Wasseroberfläche nichts zu suchen.

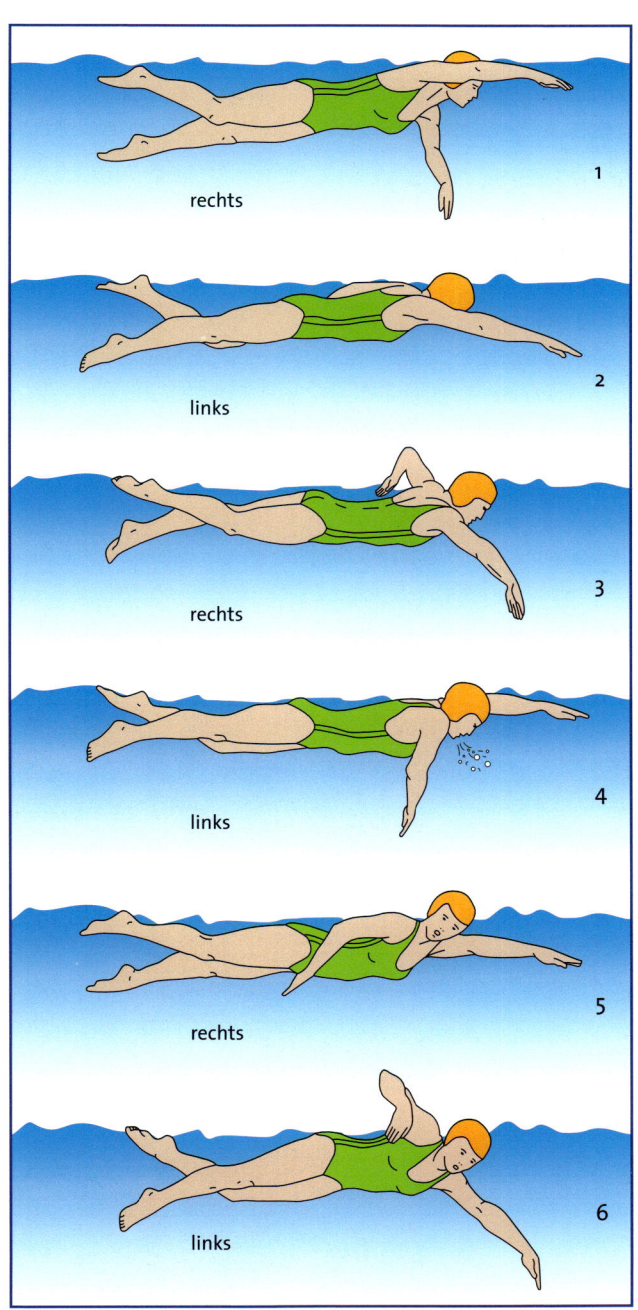

rechts 1
links 2
rechts 3
links 4
rechts 5
links 6

Butterfly

Die Technik

Beine

Der Bewegungsablauf beim Butterfly (Schmetterlingsstil oder auch Delphin genannt) ähnelt stark dem Bewegungsablauf des Kraulschwimmens; allerdings bleiben hier die Beine immer parallel zueinander.

Die Abwärtsbewegung der Beine beginnt in der Hüfte. Der Po sinkt leicht ab, indem man ein Hohlkreuz macht. Füße und Unterschenkel bewegen sich aufwärts, die Knie sind gebeugt, dadurch sinken die Oberschenkel im Wasser ab (siehe Seite 24, Abbildung 1).

Anschließend schnellen die Unterschenkel nach unten, die Beine sind gestreckt. Der Rücken ist gerade, der Po befindet sich knapp unterhalb der Wasseroberfläche. Danach wird das Knie wieder gebeugt und dann wieder gestreckt (siehe Seite 24, Abbildung 2 bis 5).

Um sich diesen nicht ganz einfachen Schwimmstil gut einprägen zu können, sollten Sie daran denken, dass die sehr elegant und fließend wirkende Körperbewegung beim Butterfly zum Großteil durch die geschmeidige Auf- und Abwärtsbewegung der Hüften zustande kommt.

Arme

Durch die kraftvolle Armbewegung kommt man weiter und damit schneller als bei allen anderen Schwimmstilen voran.

Und so geht's: Beide Arme tauchen fast parallel zueinander vor dem Kopf ins Wasser ein, die Hände sind mit zusammengehaltenen Fingern ausgestreckt (siehe rechts, Abbildung A). Anschließend bewegen sich die Hände unter Wasser auf die Körpermitte zu, die Ellbogen sind um 90 Grad angewinkelt (siehe rechts, Abbildung B). Dann ziehen die Arme gestreckt parallel zum Körper nach hinten und verlassen das Wasser neben den Hüften (siehe Seite 24, Abbildung 5).

Beim Herausschwingen aus dem Wasser zeigen die Hände nach oben außen und werden wie eine Art Bumerang nach vorn geschleudert, wo sie wieder ins Wasser eintauchen.

Koordination

Die beste Koordination von Armen und Beinen beim Butterfly erreicht man, wenn auf einen Armzug zwei Beinschläge kommen.

Der erste Beinschlag erfolgt beim Eintauchen, der zweite beim Herausschwingen der Arme. Am besten atmen Sie nur bei jedem zweiten Arm-

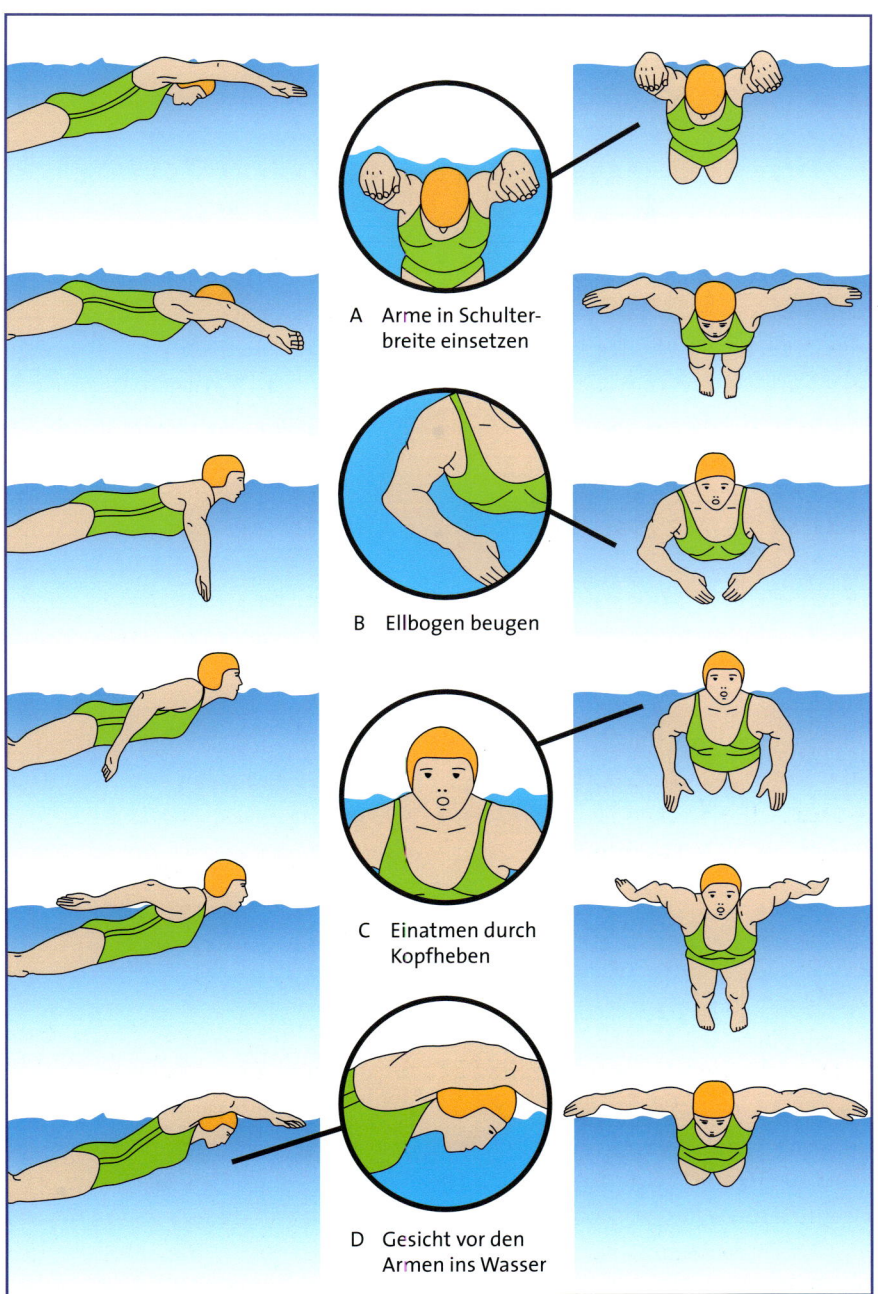

A Arme in Schulter-
breite einsetzen

B Ellbogen beugen

C Einatmen durch
Kopfheben

D Gesicht vor den
Armen ins Wasser

Grafik links:
*Armbewegung
beim Butterfly.*
Grafik Seite 24:
*Koordination
von Armen und
Beinen beim
Butterfly.*

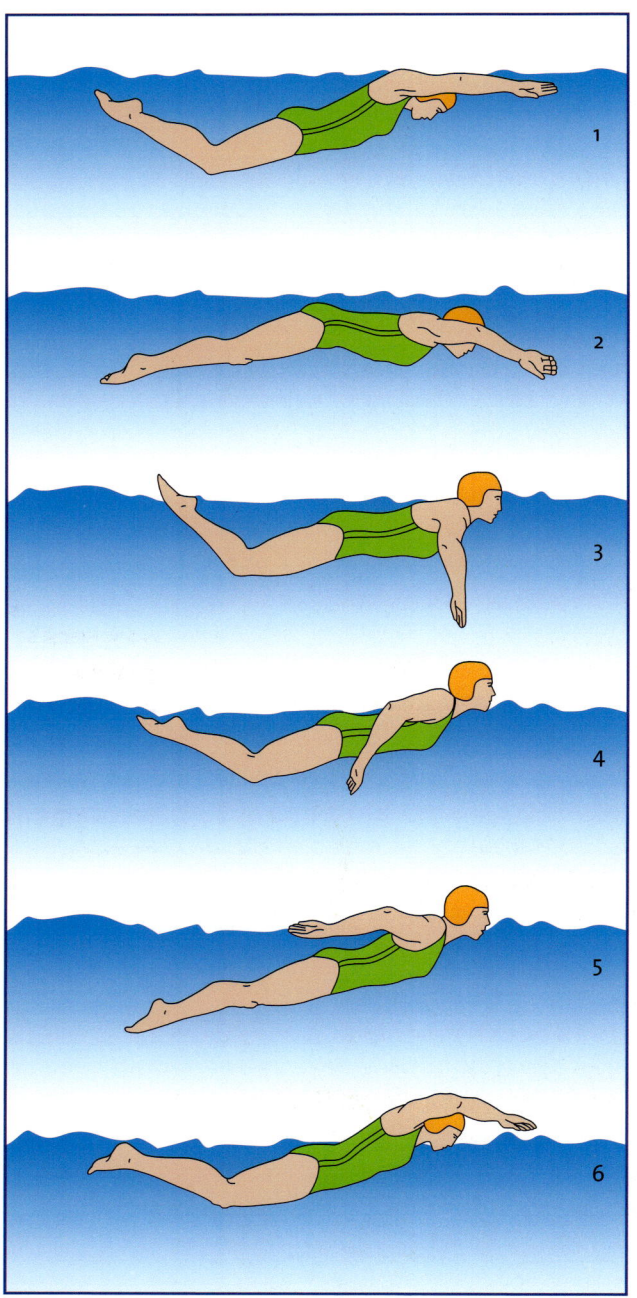

zug ein, so können Sie die stabile flache Lage an der Wasseroberfläche länger beibehalten (siehe links, Abbildung 1 bis 6).

Atmung

Wenn die Arme am Körper vorbei nach hinten gestreckt werden, kommt der Kopf langsam aus dem Wasser, und man atmet ein. Je zügiger man einatmet, umso schneller kann man durch das Absenken des Kopfes auch wieder die günstige flache Wasserlage einnehmen.

Wichtig ist, dass das Gesicht schon wieder flach im Wasser liegen sollte, noch bevor die nach vorn schwingenden Arme wieder ins Wasser eintauchen. Während die Arme nach hinten drücken, wird dann lang sowohl durch den Mund als auch durch die Nase ins Wasser ausgeatmet.

Achtung Fehler!

Fehler 1: Die Arme sollten beim Herausschwingen aus dem Wasser nicht zu hoch gehalten werden.

Fehler 2: Zum Einatmen sollte lediglich der Kopf aus dem Wasser kommen; keinesfalls sollte dabei ein Großteil des Oberkörpers steil aus dem Wasser ragen.

Fehler 3: Wenn die vorschwingenden Arme das Wasser erreichen, darf der Kopf nicht mehr aus dem Wasser gucken.

▶ Die »Schwimmerschulter«

Fast die Hälfte aller Schwimmsportler leiden an vorübergehenden oder aber bereits chronisch gewordenen Schulterbeschwerden. Meist ist es eine schmerzhafte Sehnenentzündung, die durch monotone Überkopfbewegungen hervorgerufen wird.

Da Sehnenentzündungen anfangs nur sporadisch Schmerzen verursachen, werden sie von vielen Sportlern oft nicht erkannt oder bewusst verdrängt. Meist liegt die Ursache der Entzündung jedoch in einer falschen Armführung – und kann somit mit einer erlernten und sauber ausgeführten Technik auch vermieden werden. Generell sollte auch beim Schwimmen darauf geachtet werden, dass Intensität und Umfang des Trainings nicht gleichzeitig gesteigert werden.

▶ Schmerzen im Kniegelenk

Diese Beschwerden treten im Allgemeinen nur beim Brustschwimmen auf, da dabei im Grunde ein für den Menschen unnatürlicher Bewegungsablauf praktiziert wird. Das Brustschwimmen eignet sich deshalb nur für Fortgeschrittene, die die Technik einwandfrei beherrschen. Zur Stabilisierung eventuell vorgeschädigter Gelenke bieten sich auch verschiedene Kräftigungsübungen an.

▶ Beschwerden im Bereich des Ellbogens

Ellbogenschmerzen treten oft auf, wenn der Arm über Wasser falsch geführt wird. Der Ellbogen sinkt zu stark ab, und der Ellbogenstrecker wird überbeansprucht.

▶ Rückenschmerzen

Viele Sportlerinnen und Sportler, die Schwimmen als Leistungssport betreiben, leiden unter Rückenschmerzen. Auch dies liegt an einer falschen Technik, beispielsweise einer Hohlkreuzhaltung beim Brustschwimmen. Oft werden die Beschwerden durch bereits vorhandene Schwachstellen, etwa eine seitlich verkrümmte Wirbelsäule (die so genannte Skoliose), noch verstärkt.

Auch wenn's paradox klingt: Trinken ist gerade beim Training im Wasser besonders wichtig!

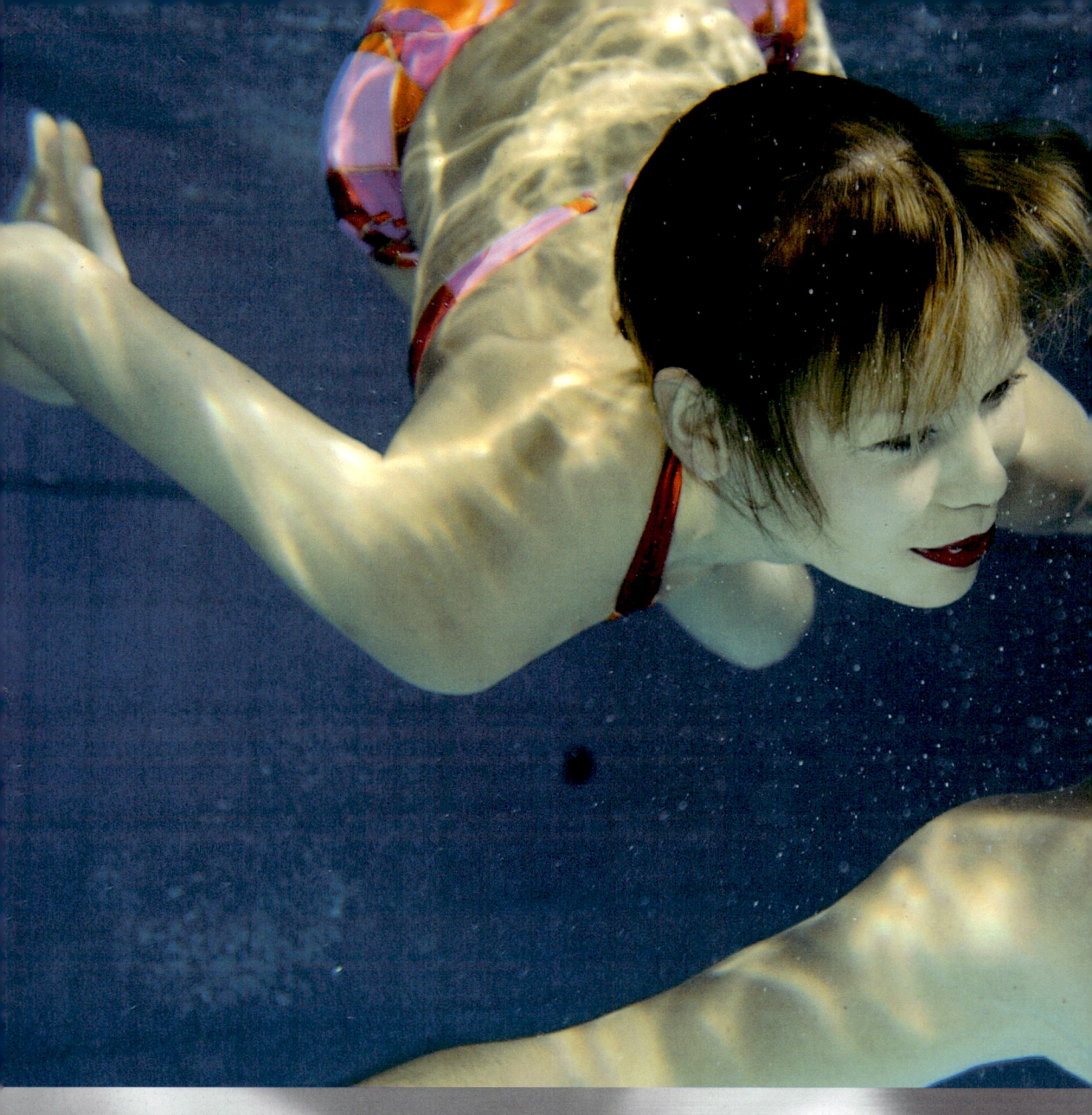

Auch schon mal im Schwimmbad über eine Pool-Nudel gestolpert? Das Fitnesstraining im Wasser ist nicht nur »in«, es macht auch Spaß und stellt vielfach die gelenk-schonendere Variante der entsprechenden Sportart zu Land dar. Die ideale Alternative für alle Wasserratten!

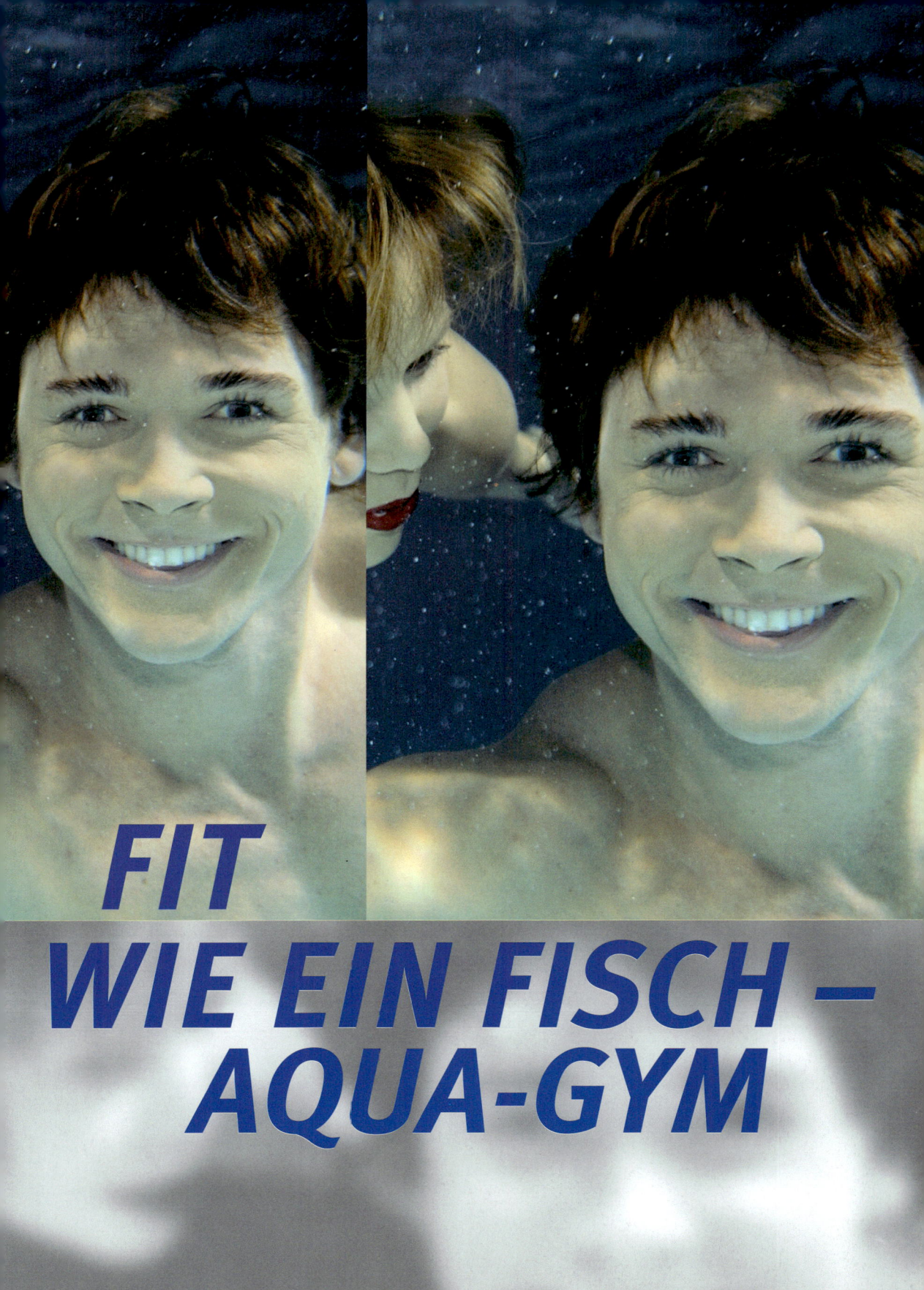

FIT
WIE EIN FISCH –
AQUA-GYM

Wasserspielzeug

Mit verschiedenen Geräten macht das Training im Wasser noch mehr Spaß. Sie verändern die Bewegung in mehrfacher Hinsicht. Je nach Form und Größe des Trainingsgeräts kann der Körper durch eine Veränderung des Wasserwiderstands eine abbremsende oder unterstützende Wirkung bekommen. Geräte, die auf dem Wasser schwimmen, geben den Armen, Beinen oder dem gesamten Körper einen stärkeren Auftrieb.

Balle

Balle sind die Klassiker unter den Wasserspielzeugen. Es gibt weiche, harte, mit Wasser oder Luft gefüllte und Schaumstoffbälle. Sie sind vor allem für ein Stabilitätstraining der Schultern (Über-Kopf-Arbeit) und für den Rumpf (Passspielen) geeignet.

Handschuhe (»Mitts«)

Sie sehen ein bisschen wie Schwimmhäute bei Wasservögeln aus, und das hat auch seinen Sinn. Die Handschuhe vergrößern die Oberfläche der Hände und damit die Widerstandsfläche unter Wasser. Außerdem wird der Auftrieb erhöht und das Training intensiviert. Balance und Stabilisierung im Wasser werden verbessert. Es gibt die Handschuhe aus weichem Lycra oder robusterem Neopren.

Widerstandshanteln

Die Hanteln liefern einen Widerstand in allen Bewegungsrichtungen und sind daher ideal für ein effektives Krafttraining im Wasser. Es gibt unterschiedlich große Hanteln, die sich durch ein spezielles Stecksystem sogar ganz individuell dem Trainingsziel anpassen lassen. Je nach Hersteller heißen diese Hanteln beispielsweise Aqua Flex Paddles oder Power Buoys. Hanteln mit Gewichten machen nach Ansicht vieler Aquafitnessexperten im Wasser übrigens wenig Sinn, da man ja bereits gegen den Widerstand des Wassers trainiert.

Auftriebshanteln

Diesen Typ Hanteln kann man sich beispielsweise unter den Arm klemmen und bekommt so mehr Auftrieb im Oberkörperbereich. Beim Training im tiefen Wasser stabilisieren die Auftriebshanteln den Körper zudem. Wenn die Hanteln durchs Wasser gezogen oder geschoben werden, lässt sich zusätzlich Energie verbrennen. Auftriebshanteln gibt es im Fachhandel beispielsweise unter Namen wie Delta-Hanteln, Delta-Bells oder auch Aqua Disc.

Beinschwimmer

Beinschwimmer sind Auftriebskörper für die Beine und eignen sich besonders für fortgeschrittene Wasserfitnessfans. Sie werden mit einem

Clipverschluss um die Beingelenke ge-
schnallt und stärken so die Beinmus-
kulatur beim Training. Sie erfordern
allerdings auch mehr Geschicklichkeit
beim Balancieren.

Auftriebsgürtel (»Belt«)

Der Gürtel bietet eine Auftriebshilfe
für den ganzen Körper und wird wie
ein normaler Gürtel um die Taille ge-
schnallt. Geeignet ist er besonders für
das Aquajogging im tiefen Wasser; er
erlaubt aber auch im flachen Wasser
Entspannungsphasen und Übungen
zur Muskelbalance. Er ist im Handel
unter Wet Vest, Aqua Jogger oder Aqua
Belt zu bekommen.

Freischwebende Auftriebshilfen

Dazu zählen u. a. Schwimmbretter mit
und ohne Grifflöcher sowie die so genannten Pool-Nudeln, rund 1,60 Meter
lange Rollen aus Polyethylen. Die kür-
zeren Varianten der Pool-Nudeln heißen Poolsticks. An der Oberfläche sind
sie eine Balancehilfe und Stütze; sie
können aber auch für eine Vielzahl von
Übungen in jeder Wassertiefe eingesetzt werden. Workouts mit der Pool-
Nudel finden Sie ab Seite 35.

Aqua Step

Der Aqua Step ähnelt dem Bänkchen
des Step Aerobic im Studio. Sein Einsatz im Wasser erzielt allerdings
manchmal völlig andere Effekte als
sein Pendant an Land. Deshalb sollte
die Übungsauswahl speziell auf das
Wasser ausgerichtet sein. Mit dem
Aqua Step kann man auf gelenkscho-
nende Weise Kraft, Ausdauer und Be-
weglichtkeit, insbesondere der Bein-
muskulatur, verbessern.

Zugbänder (»Rope« / »Tethers«)

Zugbänder haben den Vorteil, dass sie
einen hohen Widerstand bei sehr vielfältigen Einsatzmöglichkeiten bieten.

Einige
Schwimm-
bäder, die
Aquatraining
anbieten,
liefern auch
gleich die
nötigen Ac-
cessoires dazu
– aber leider
nicht alle.

Welches Gerät …
… für welches Trainingsziel?

INTENSITÄT	TRAININGSZIEL		
	Ausdauer	Kraft	Beweglichkeit
Niedrig	Handschuhe	Handschuhe	Handschuhe
	Auftriebsgürtel	Elastische Bänder/ Paddles	Auftriebsgürtel/ Elastische Bänder
	Aqua Step	Power Buoys	Aqua Step
	Flossen	Aqua Step	
Hoch		Flossen	

Sie können individuell oder zusammen mit einem oder mehreren Fitnesspartnern für das Kraft- und Ausdauertraining genutzt werden. Man kann die Zugbänder beispielsweise an verschiedenen Punkten am Beckenrand befestigen; damit bieten sie die Möglichkeit zu einem sportartspezifischen Krafttraining.

Übungen zu den beiden Formen des Aquajoggings finden Sie auf Seite 34.

Dynabänder

Die elastischen, ca. 1,80 Meter langen Latexbänder sind in verschiedenen Stärken erhältlich. Sie eignen sich speziell zum Training der Oberkörpermuskeln. Auch beim Beweglichkeits- und Stabilisationstraining kann man die Dynabänder effektiv einsetzen.

Aquajogging

Wer kennt ihn nicht, den Seufzer morgens auf der Waage: »Ab morgen mache ich Sport.« Also flugs die Sportschuhe aus der Ecke gekramt und am nächsten Morgen ab in den Park zum Joggen. Für manche Hauruckssportler ist der Spaß dann allerdings schon nach wenigen Metern vorbei: Neben muskulösen Lächelnd-Läufern und zarten 50-Kilo-Elfen kommt man sich vor wie ein schlaffer Mehlsack, und das so oft beschriebene rauschartige Glücksgefühl will sich irgendwie auch nicht einstellen. Also wieder ab mit den Sportschuhen in die Ecke bis zum nächsten sportlichen Anfall. Kommt Ihnen das irgendwie bekannt vor?

Halt! Setzen Sie sich jetzt nicht frustriert mit der Familienpackung Mousse au Chocolat und der Ausrede »Ich bin eben unsportlich« aufs Sofa. Probieren Sie einfach mal die Lightvariante des Laufens aus, das Aqua-

jogging. Dieses Wasserfitnesstraining wird sogar als Rehabilitationsmaßnahme nach Verletzungen eingesetzt; viele Spitzensportler haben Aquajogging inzwischen als festen Bestandteil in ihrem Trainingsplan. Die Vorteile liegen auf der Hand:

▶ Aquajogging belastet Bänder, Sehnen und Gelenke so gut wie gar nicht.
▶ Beim Aquajogging stehen die Muskeln nicht unter Dauerspannung, sondern unterliegen einem ständigen schnellen Wechsel von An- und Entspannung. Herz und Kreislauf werden dabei optimal trainiert.
▶ Die Verletzungsgefahr im Vergleich zum normalen Jogging ist geringer.
▶ Es werden alle Muskelgruppen belastet, auch die oft sträflich vernachlässigten des Oberkörpers.
▶ Fettgewebe wird abgebaut, durch den im Wasser um bis zu 40 Prozent erhöhten Kalorienverbrauch.

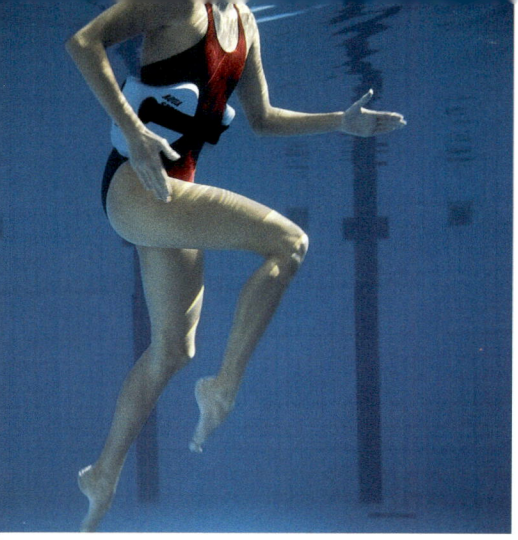

Die Schwierigkeit beim Deep Water Running besteht hauptsächlich darin, die Balance zu halten. Aber mit etwas Übung klappt's bestimmt!

▶ Aquajogging kann auch dabei helfen, Stress und Ängste abzubauen.

▶ Die Anstrengung beim Aquajogging wird weniger stark als das Joggen an Land empfunden. Durch das Wasser kühlt der Körper besser ab, man hat nicht das Gefühl, zu schwitzen oder völlig ausgepowert zu sein.

▶ Gleichgewichtssinn und Konzentrationsfähigkeit werden gestärkt.

Auf geht's!

Beim Aquajogging wird zwischen zwei Formen unterschieden: dem Joggen im brust- oder hüfttiefen Wasser (Water Running), bei dem die Füße den Boden berühren, und dem so genannten Deep Water Running, bei dem das Wasser so tief ist, dass man keinen Bodenkontakt mehr hat. Hier sorgt ein Belt oder Auftriebsgürtel für den nötigen Auftrieb im Wasser.

Den Belt können Sie übrigens auch im flacheren Wasser anlegen, etwa um den Wasserwiderstand zu erhöhen oder wenn Ihnen der ungewohnte Umgang mit dem nassen Element noch Unbehagen bereitet. Wichtig dabei ist, dass Sie den Gurt fest anlegen, damit er im Wasser nicht verrutscht. Ob Sie die breite Seite des Gürtels am Bauch oder am Rücken tragen, bleibt Ihnen überlassen. Sie müssen nur aufpassen, dass Sie bei senkrechter Körperhaltung im Wasser keine Schlagseite bekommen.

Das Laufen im tiefen Wasser ist ein ideales Training für Herz und Kreislauf, da es die Gelenke nur minimal belastet.

Bunter Wasserspaß – Pool-Nudel

Als der bunte Kunststoffstab vor einigen Jahren auf den Markt kam, löste er einen wahren Boom aus und entwickelte sich schnell zum beliebtesten Aquatrainingsgerät in Deutschland. Kein Wunder, denn die Pool-Nudel ist für das Training im flachen und tiefen Wasser geeignet, man kann auf ihr sitzen, stehen oder liegen, fast alle Übungen sind damit möglich. Kinder haben ihren Spaß an dem quietschbunten Trainingsgerät und können ihn als Schwimmhilfe benutzen. Senioren dient er als Stabilisationshilfe im Wasser. Wer unter Verspannungen leidet, kann sich statt an eine harte Stange am Beckenrand auf die weiche Pool-Nudel lehnen und damit Schulter- und Nackenschmerzen vermeiden. Viele Schwimmbäder setzen das Trainingsgerät bereits für Aquafitkurse ein. Falls Sie sich eine eigene kaufen möchten: Sie kostet rund 8 €. Übungen mit dem Aquazauberstab finden Sie ab Seite 35.

Waterpower – Aquarobic

Gerade Anfänger kommen beim Aerobictraining im Fitnessstudio leicht mit Armen und Beinen durcheinander. Komplizierte Choreografien, geübtere Kursteilnehmer – all das führt schnell zu Frusterlebnissen.

Sie kennen das? Dann gehen Sie mit Ihrem Training doch einfach mal baden. Aquarobic ist eine besonders intensive Wassergymnastik ohne komplizierte Bewegungsabfolgen und ohne den lästigen Muskelkater am nächsten Tag. Aquarobic verheizt reichlich Kalorien und strafft besonders die Haut an Bauch, Beinen und Po.

Schönmacher H$_2$O

Zusätzlich zur Hautstraffung bekommt der ganze Körper im Wasser eine Gratismassage. Die aktive Muskelarbeit sorgt in Verbindung mit der Wasserzirkulation für Reibung auf der Haut. Das stimuliert die Durchblutung des Gewebes und regt den Stoffwechsel sowie den venösen Blutkreislauf an. Der Organismus kann mehr Sauerstoff aufnehmen. Gleichzeitig wird der Lymphfluss angeregt, und überschüssiges Wasser wird aus dem Körper abtransportiert – Schwellungen und Stauungen, etwa in den Beinen, haben weniger Chancen.

Doch Aquarobic streichelt nicht nur den Körper, sondern auch die Seele. Wer keine perfekte Modelfigur hat, fühlt sich im Wasser durch die Schwerelosigkeit leicht, das Wasser scheint den Körper von ganz allein zu harmonischen, fließenden Bewegungen zu leiten. Die Angst, sich vor anderen zu blamieren, ist hier unbegründet. Keine unerbittlichen Spiegel wie im Fitnessstudio, das Wasser deckt Selbstzweifel, kleine Patzer oder Pölsterchen charmant zu.

Wichtig fürs Training: Besorgen Sie sich ein bequemes Outfit. Ideal sind einteilige Badeanzüge oder sportliche Zweiteiler. Fortgeschrittene können sich auch einen Aquafitnessanzug aus einem Spezialmaterial zulegen,

Antidellentraining

Übrigens: Wer zu Zellulite neigt, hat durch die Kombination aus gezielten Muskelübungen und Massageeffekt mit Aquarobic eine ideale Sportart.

der zusätzlich vor dem Auskühlen im Wasser schützt. Ungeeignet sind winzige Bikinioberteile oder knappe Tangas, weil sie durch den Wasserwiderstand leicht verrutschen können. Und nichts ist lästiger beim Training, als alle zwei Minuten die Kleidung zurechtzupfen zu müssen. Übungen, die auch für Anfänger leicht machbar sind, finden Sie ab Seite 38.

Stretching

Vom Job direkt ab ins Schwimmbad, schnell ein paar Übungen machen und wieder weg – das funktioniert beim Aquatraining leider nicht. Denn es ist schon wichtig, sich etwas Zeit zu nehmen, wenn Sie effektiv trainieren wollen. Vor (und auch nach) dem nassen Workout ist Stretching, die Dehnung der Muskulatur, unabdingbar.

Vor den Übungen sollte gedehnt werden, weil man mit ausgekühlten Muskeln Verletzungen riskiert, die bis zu Gelenkschäden führen können. Nach dem Sport hilft Stretching beim Entspannen der Muskulatur und kann dabei helfen, Muskelkater zu lindern. Außerdem streichelt ein langsames Cool-down nach einem Power-Workout auch die Seele. Und noch eins sollten Sie wissen: Wer etwas für seine Gelenkigkeit tut, bekommt bessere Konturen, bewegt sich geschmeidiger und eleganter. Folgendes sollten Sie beim Stretching beachten:

▶ Machen Sie möglichst alle hier vorgestellten Stretchingübungen, damit alle Muskelpartien gelockert werden.

▶ Halten Sie die Dehnung bei jeder Übung für etwa 20 bis 30 Sekunden. Bitte nicht länger, schonender ist häufigeres Dehnen.

▶ Federn Sie nicht nach, und wippen Sie nicht. Das ist kontraproduktiv und kann sogar zu Verletzungen führen.

▶ Sie sollten beim Stretching ein leichtes Ziehen in der jeweiligen Muskelpartie verspüren. Das Dehnen sollte jedoch niemals wehtun.

▶ Lösen Sie die Anspannung des Muskels langsam und nicht ruckartig.

▶ Atmen Sie beim Dehnen langsam und ruhig weiter, am besten tief aus dem Bauch heraus.

▶ Sie können die nachfolgenden Übungen (siehe Seite 45ff.) wahlweise an Land oder im Wasser machen. Falls Sie längere Zeit im Wasser dehnen, sollten Sie auf eine angenehme Wassertemperatur achten.

Von Tieren lernen

Stretching wird leider häufig vernachlässigt. Anders dagegen Tiere, die sich ganz intuitiv vom Übergang aus der Ruhe- in die Bewegungsphase strecken. Denken Sie nur an eine Katze, die aufwacht und langsam aktiv wird. Sie dehnt genüsslich die Vorderbeine und macht dann den berühmten Katzenbuckel.

Aquajogging ▶ Water Running

Die Grundbewegung des Aquajoggings entspricht dem normalen Bewegungsablauf beim Laufen an Land. Bei der – weniger anstrengenden – Grundtechnik hat lediglich der Ballen Kontakt mit dem Boden, die Ferse wird leicht abgesenkt, Knie und Fußgelenk sind nur ganz leicht gebeugt. Ein Fuß hat immer Kontakt mit dem Boden. Bei der sportlicheren Technik werden die Knie stärker gebeugt, die Ferse wird näher in Richtung Po gezogen und auch vollständig abgesenkt, so dass der Fuß den Boden berührt. Die Arme bewegen sich gegengleich zu den Beinen, die Ellbogen sind leicht angewinkelt.

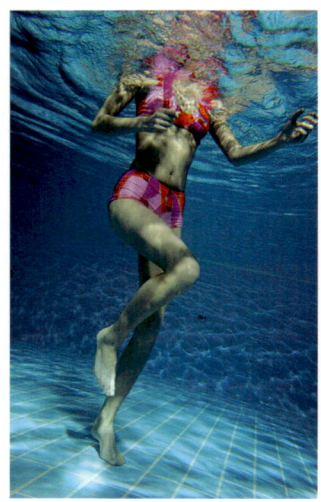

Aquajogging ▶ Deep Water Running

Beim Deep Water Running sorgt ein Auftriebsgürtel dafür, dass Sie an der Wasseroberfläche bleiben. Dabei ist das Körpergewicht um ca. 90 Prozent reduziert. Es kann vorkommen, dass Sie Schwierigkeiten mit der Balance haben. Durch die Schwerelosigkeit verändert sich nämlich der Körperschwerpunkt. Das bekommen Sie relativ gut in den Griff, wenn Sie Arme und Beine gegeneinander im Gleichgewicht bewegen. Die Anspannung der Bauchmuskulatur sorgt dafür, dass Sie nicht in eine Schieflage geraten. Der Körper sollte leicht nach vorn geneigt sein; wenn Sie sich zu aufrecht im Wasser halten, kommen Sie nicht voran. Wenn Sie sich dagegen zu weit vorbeugen, verringern Sie den frontalen Wasserwiderstand und damit die Effektivität der Übungen.

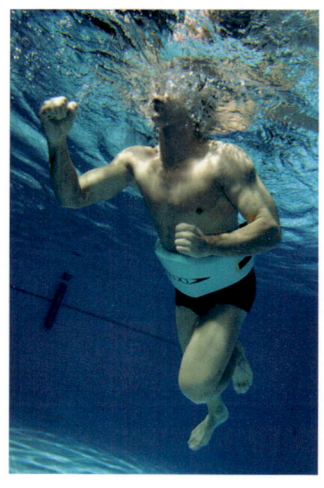

Pool-Nudel ▶ Brust-Stretch

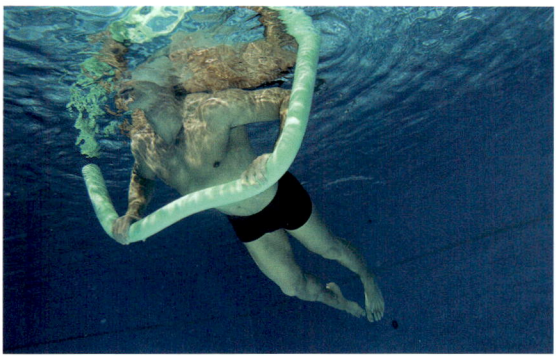

Bei dieser Aufwärm- und Dehnübung, die Sie fit für das nachfolgende Aquatraining macht, legen Sie sich mit dem Bauch auf das Wasser und stützen sich mit den Händen auf die unter Ihrem Körper liegende Pool-Nudel. Beugen Sie die Arme, bis die Pool-Nudel den Brustkorb berührt. Verharren Sie etwa 20 Sekunden lang in dieser Dehnposition. 10 bis 15 Wiederholungen.

Pool-Nudel ▶ Po-Push

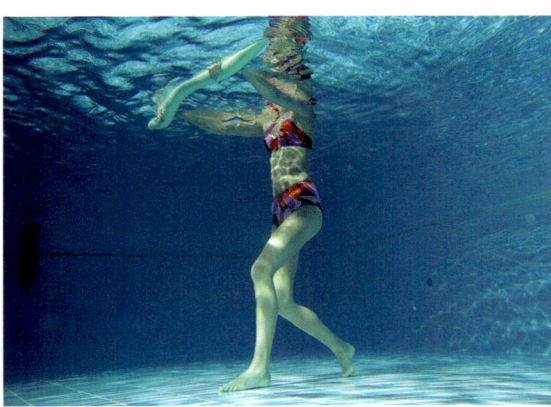

Stützen Sie die Hände auf der Pool-Nudel ab, und machen Sie einen Ausfallschritt, so dass die Beine wie eine Schere auseinanderstehen. Hüpfen Sie unter Wasser von einem Bein auf das andere. Wenn Sie die Füße beim Hüpfen strecken, wird die Übung noch intensiver. Der Po-Push stärkt sowohl die Rumpfmuskulatur als auch die Muskeln der Oberschenkel und natürlich des Pos.

Pool-Nudel ▶ Nacken-Relax

Setzen Sie sich aufrecht auf die Pool-Nudel, und fahren Sie mit den Beinen Rad. Die Arme strecken Sie dabei nach vorn, die Handflächen liegen auf der Wasseroberfläche. Die Arme ziehen Sie im Halbkreis bis auf Schulterhöhe nach hinten und bringen sie anschließend wieder vor den Körper. Die Handflächen schneiden dabei durch das Wasser. Diese Übung ist gut für Brust, Nacken und Schultern.

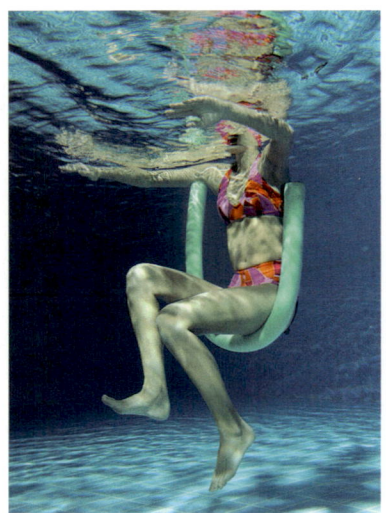

Pool-Nudel ▶ Rückenzug

Legen Sie die Pool-Nudel unter den Rücken und die Arme locker auf die Pool-Nudel-Enden. Drücken Sie diese nach unten, bis sie unter Wasser zusammentreffen. Um die Balance zu halten, fahren Sie mit den Beinen leicht Rad.

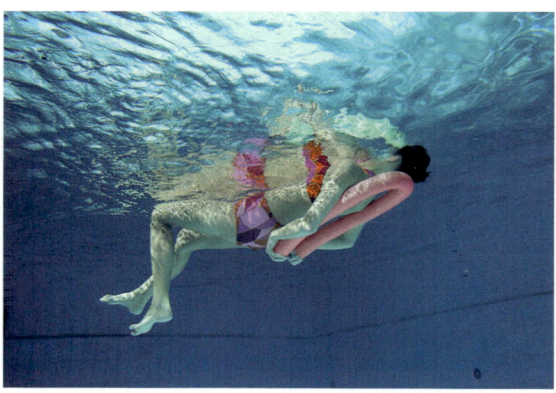

Pool-Nudel ► Bein-Kick

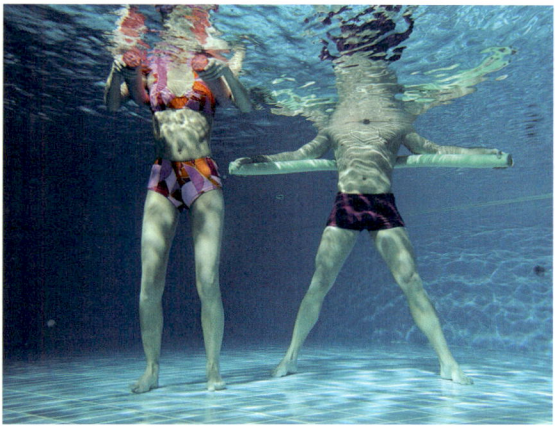

Spielen Sie doch im Wasser mal den Hampelmann! Sieht lustig aus, macht Spaß und stärkt so ganz nebenbei die Po- und Oberschenkelmuskulatur. Halten Sie die Pool-Nudel in Taillenhöhe hinter Ihrem Rücken, und drücken Sie die Enden vorn vor dem Körper zusammen. Gehen Sie anschließend in die Grätsche, und drücken Sie die Beine kräftig zusammen. Dabei ziehen Sie die Nudelenden nach außen. Hüpfen Sie wieder in die Grätsche, und drücken Sie die Nudelenden dabei wieder vor dem Körper zusammen.

Pool-Nudel ► Bauch-Power

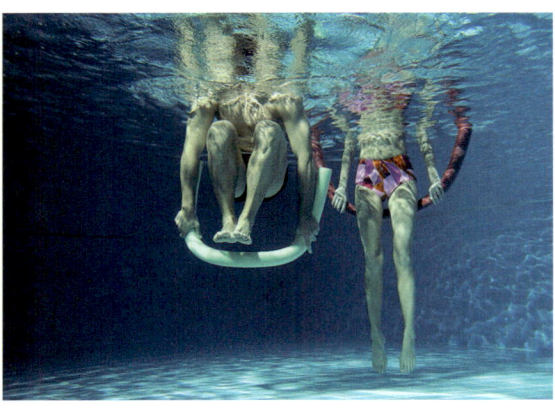

Selbst Seilhüpfen funktioniert unter Wasser. Halten Sie die Pool-Nudel vor Ihren Körper, und drücken Sie sie wie beim Seilspringen unter sich hindurch. Dabei müssen Sie die Beine kräftig anziehen. Dann strecken Sie die Beine nach vorn unten und setzen sich leicht auf die Pool-Nudel. Gehen Sie anschließend wieder in eine Hockposition und strecken die Beine nach unten durch. Das stärkt die Bauchmuskulatur und bringt Herz und Kreislauf in Schwung.

Aquarobic ▶ Knieheben

Stellen Sie sich im brusthohen Wasser gerade hin,
und strecken Sie die Arme
auf Seithöhe. Heben Sie
ein Knie bis zur Wasser-
oberfläche, und klatschen
Sie dabei gleichzeitig unter
dem Knie in die Hände.
10 Wiederholungen mit
jedem Bein.

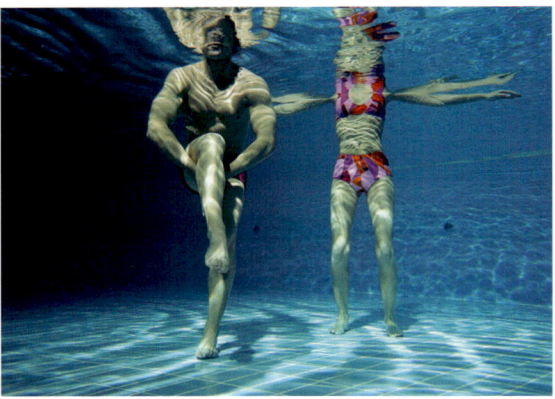

Aquarobic ▶ Beinkreisen

Stellen Sie sich seitlich an den Beckenrand,
und halten Sie sich mit einer Hand an der
Leiter oder an einer Stange fest, die andere
stützen Sie in die Hüfte. Strecken Sie ein
Bein zur Seite, und lassen Sie es in immer
größer werdenden Bewegungen kreisen.
10 Wiederholungen, anschließend Seiten-
und Beinwechsel.

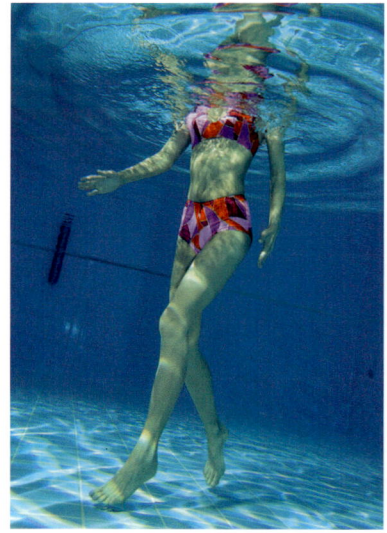

Aquarobic ▶ Radfahren

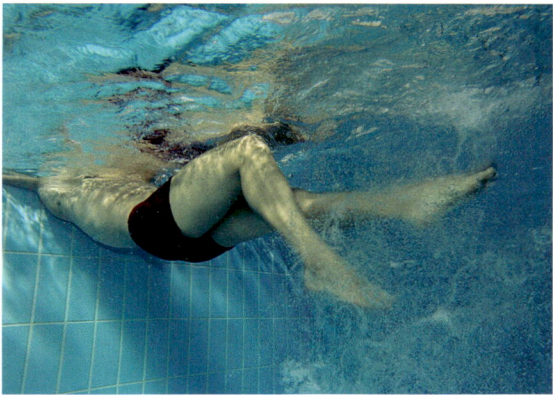

Lehnen Sie sich mit dem Rücken an den Beckenrand, und halten Sie sich mit den Armen fest. Strecken Sie die Beine, und kicken Sie sie kräftig wie beim Radfahren abwechselnd und schnell nach vorn. 10 Wiederholungen pro Bein.

Aquarobic ▶ Hampelmann

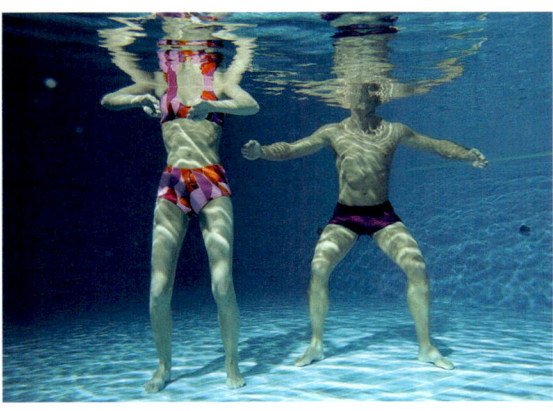

Stellen Sie sich gerade hin, die Beine stehen parallel zueinander. Die Arme sind leicht gebeugt, die Hände treffen sich vor dem Bauch. Die Handinnenflächen zeigen nach außen. Springen Sie etwa doppelt hüftbreit in die Grätsche, die Arme drücken dabei nach außen. Auch Knie und Füße zeigen in der Grätsche leicht nach außen. Drehen Sie die Handinnenflächen nach innen, springen Sie hoch, und schließen Sie die Beine wieder. Die Arme kommen ebenfalls wieder vor dem Bauch zusammen. Bevor Sie erneut in die Grätsche springen, drehen Sie die Handinnenflächen wieder nach außen. 10 Wiederholungen.

Aquarobic ▶ Beinstrecken

Stellen Sie sich mit dem Bauch zum Beckenrand, und halten Sie sich mit den Händen fest. Strecken Sie anschließend ein Bein nach hinten, und heben Sie es so hoch wie möglich. Federn Sie mit kleinen Bewegungen nach, und halten Sie die Spannung einige Sekunden. Langsam absetzen und Beinwechsel. 10 Wiederholungen pro Bein.

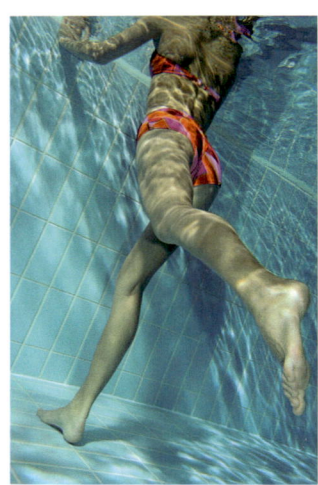

Aquarobic ▶ Anfersen

Stellen Sie sich im brusthohen Wasser gerade hin, die Beine sind leicht gebeugt. Die Arme halten Sie am besten locker auf dem Rücken. Ziehen Sie die Ferse des einen Beins so weit es geht in Richtung Po, senken Sie sie wieder ab, und fersen Sie dann das andere Bein an. Achten Sie darauf, dass die Fußspitzen bei der Übung gestreckt sind. 10 Wiederholungen.

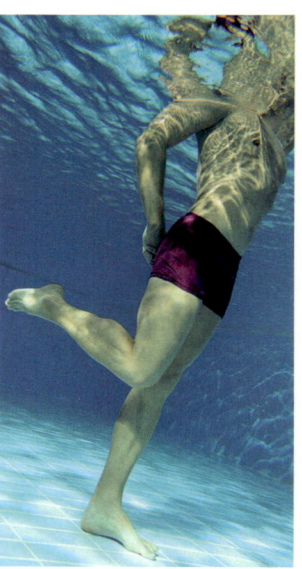

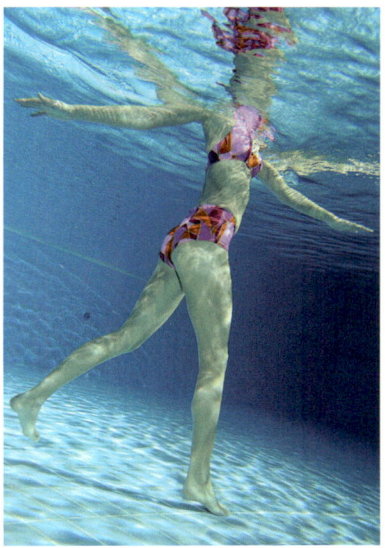

Auch für diese Übung sollten Sie im brusttiefen Wasser stehen. Beugen Sie die Knie leicht, und machen Sie mit dem einen Bein einen Ausfallschritt über das andere Bein zur Seite, die Hüfte dreht sich dabei leicht zur Seite mit. Hüpfen Sie anschließend leicht von einem Bein auf das andere. Die Arme liegen gerade ausgestreckt an der Wasseroberfläche. 10 Wiederholungen.

Aquarobic ► Schlittschuhschritt

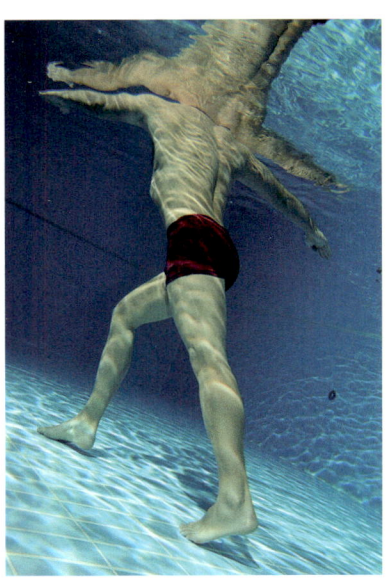

Stellen Sie sich aufrecht ins brusttiefe Wasser. Beugen Sie das vordere Bein, und gleiten Sie mit einem kleinen Sprung zur Seite; das hintere Bein bleibt dabei lang nach seitlich-hinten gestreckt. Wichtig ist, dass der eine Arm ausgestreckt zur Seite zeigt, der andere ausgestreckt nach vorn. Anschließend Bein- und Seitenwechsel. 10 Wiederholungen.

Aquarobic ▶ Hocksprung

Stellen Sie sich gerade ins halstiefe Wasser. Der Oberkörper ist leicht nach vorn gebeugt, die Arme liegen seitlich auf der Wasseroberfläche. Drücken Sie sich mit den Füßen vom Boden ab, und ziehen Sie die Knie in Richtung Brust. Füße wieder abstellen. 10 Wiederholungen.

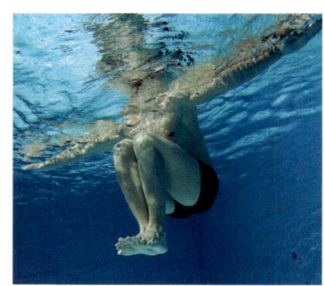

Aquarobic ▶ Side-Kick

Stellen Sie sich aufrecht hin, und spannen Sie die Pomuskulatur an. Beugen Sie nacheinander jeweils ein Bein, und kicken Sie Unterschenkel und Fuß mit Schwung nach außen.

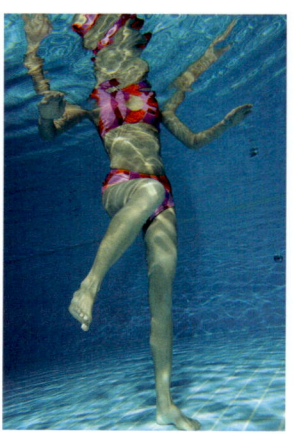

Aquarobic ▶ Front-Kick

Stellen Sie sich aufrecht hin, und spannen Sie die Bauch- und Pomuskulatur an. Die Arme sind seitlich am Körper, die Handflächen zeigen nach vorn. Winkeln Sie ein Bein an, und lassen Sie es nach vorn schnellen, als ob Sie einen Ball kicken wollten. Die Arme gehen dabei ausgestreckt nach vorn mit. Anschließend Beinwechsel.

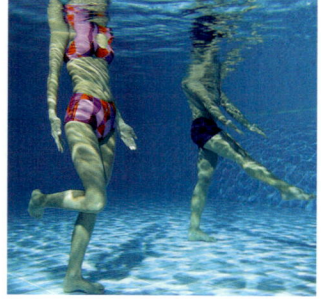

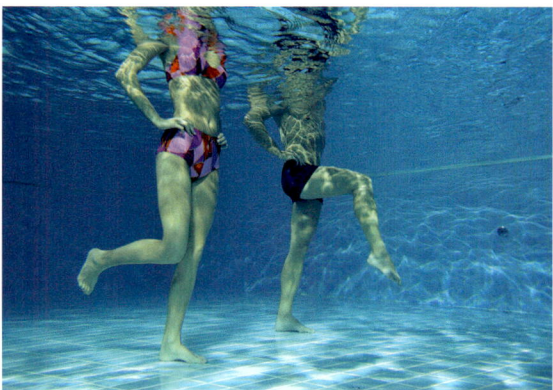

Stellen Sie sich mit leicht geöffneten Beinen hin, und stützen Sie die Hände in die Hüften. Heben Sie das rechte Bein vor dem Körper an, der Oberkörper bleibt gerade und ruhig, das Standbein ist leicht gebeugt. Setzen Sie das rechte Bein wieder auf den Boden auf, und winkeln Sie das linke Bein hinter dem Körper an. Setzen Sie das linke Bein wieder auf, und heben Sie das rechte Bein wieder vor dem Körper an, so dass eine Art Schaukelbewegung entsteht. Das Körpergewicht sollte dabei immer auf dem leicht gebeugten Standbein liegen.

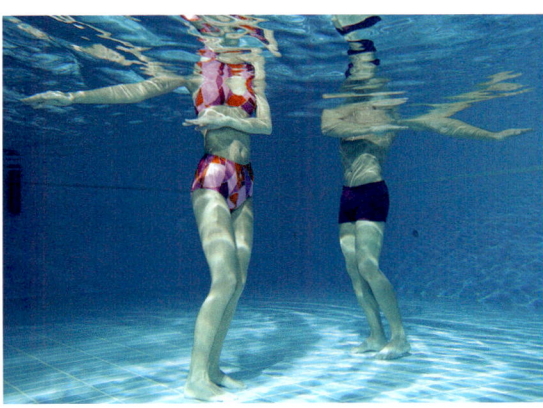

Stellen Sie sich aufrecht hin, die Füße sind geschlossen, die Knie leicht gebeugt. Drehen Sie den Unterkörper aus der Hüfte heraus im Sprung zur Seite, und führen Sie die Arme zur anderen Seite. Kopf und Oberkörper sollten bei der Drehbewegung jedoch weiterhin geradeaus nach vorn zeigen. Springen Sie anschließend zur anderen Seite, und nehmen Sie die Arme gegengleich mit.

Aquarobic ▶ Seitheben mit gebeugten Armen

Stellen Sie sich mit leicht gegrätschten Beinen hin, und beugen Sie die Ellbogen im 90-Grad-Winkel nach vorn. Die Handflächen zeigen dabei zueinander. Heben Sie die Arme seitlich an, bis sie auf Schulterhöhe sind; führen Sie sie anschließend bis auf Bauchhöhe zurück nach unten. Die Schultern sollten dabei nicht hochgezogen werden. 10 Wiederholungen.

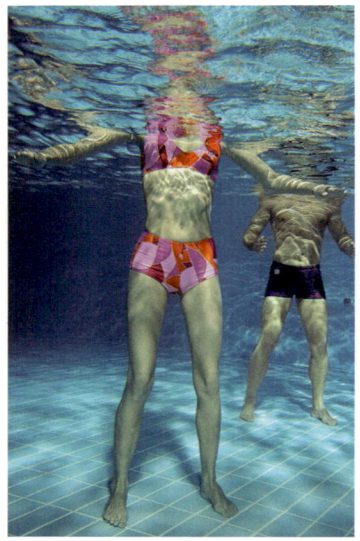

Aquarobic ▶ Seitheben mit gestreckten Armen

Stellen Sie sich mit leicht gebeugten Beinen hin, und halten Sie die Arme nur wenig gebeugt eng am Körper. Die Handflächen zeigen dabei nach außen. Schaufeln Sie das Wasser mit den Handflächen zur Seite, indem Sie die Arme im 45-Grad-Winkel anheben. Drehen Sie dann die Handflächen nach innen, und führen Sie die Arme wieder unten vor dem Körper zusammen. Die Schultern bleiben bei dieser Übung ebenfalls unten.

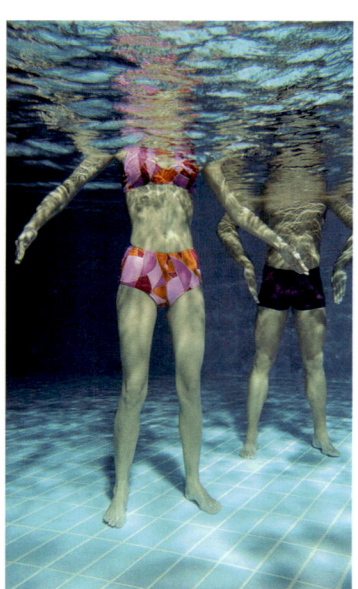

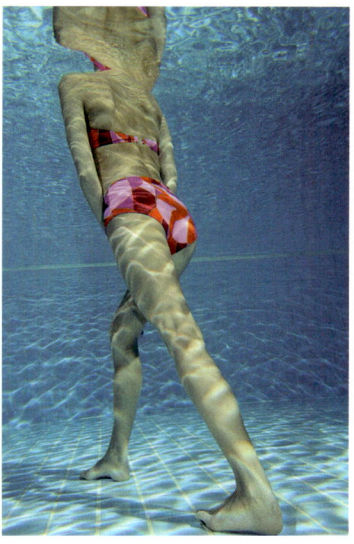

Stellen Sie sich gerade hin, machen Sie mit dem rechten Bein einen Ausfallschritt nach vorn, und beugen Sie dabei das rechte Knie. Das linke Bein geht gerade ausgestreckt nach hinten. Pressen Sie die hintere Ferse fest auf den Boden, und stützen Sie sich mit den Händen auf dem rechten Oberschenkel ab. Halten Sie die Spannung für 20 bis 30 Sekunden, die Fersen sollten dabei am Boden bleiben. Anschließend Seitenwechsel.

Stretching ▶ Oberschenkelvorderseite

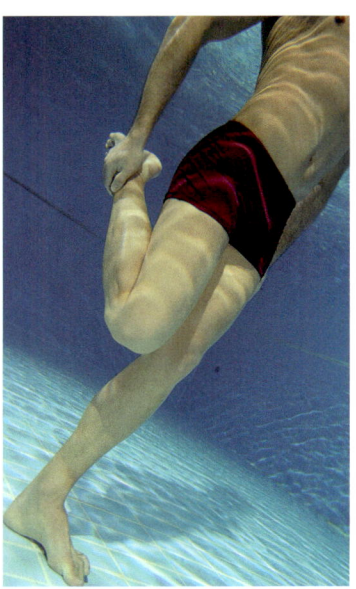

Stellen Sie sich gerade hin, und fersen Sie das rechte Bein an. Das linke Standbein ist dabei leicht gebeugt. Umfassen Sie das Fußgelenk des rechten Beins mit der rechten Hand, und ziehen Sie die Ferse langsam so nah wie möglich an den Po, bis Sie eine Spannung spüren. Achten Sie darauf, dass kein Hohlkreuz entsteht. Halten Sie die Spannung für etwa 20 bis 30 Sekunden. Beinwechsel.

Stellen Sie sich in die Grätsche, strecken Sie ein Bein lang zur Seite aus, und stellen Sie den Fuß auf. Das Standbein wird gebeugt. Legen Sie die Hände auf den Oberschenkel des Standbeins, und verlagern Sie das gesamte Körpergewicht darauf. Spüren Sie die Spannung in der Oberschenkelinnenseite, und halten Sie sie für 20 bis 30 Sekunden.

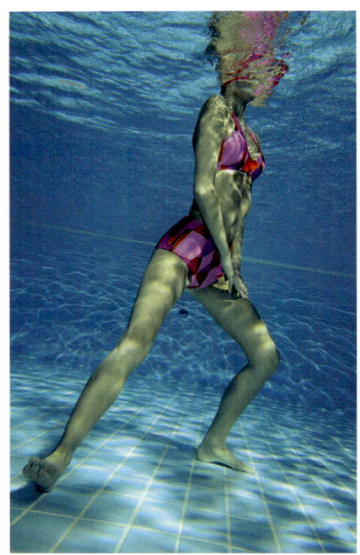

Stellen Sie sich gerade hin, beugen Sie das Standbein leicht, winkeln Sie das andere Bein an, und legen Sie den Unterschenkel knapp oberhalb des Standbeinknies ab. Beugen Sie den Oberkörper zur besseren Balance leicht nach vorn. Stützen Sie sich mit den Händen auf dem Oberschenkel des Standbeins ab, und dehnen Sie. Anschließend Beinwechsel.

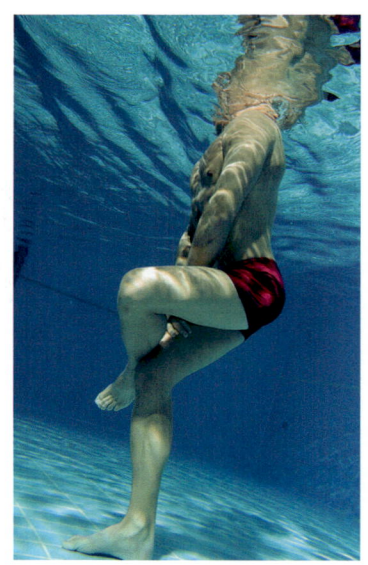

Stretching ▶ Bauch und Taille

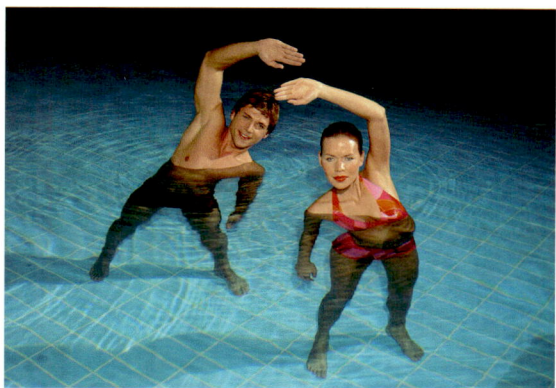

Stellen Sie sich gerade hin, die Füße stehen etwa hüftbreit auseinander. Strecken Sie den rechten Arm im großen Bogen über den Kopf nach links oben, und beugen Sie dabei den Oberkörper ebenfalls nach links. 20 bis 30 Sekunden halten, Seitenwechsel.

Stretching ▶ Brust

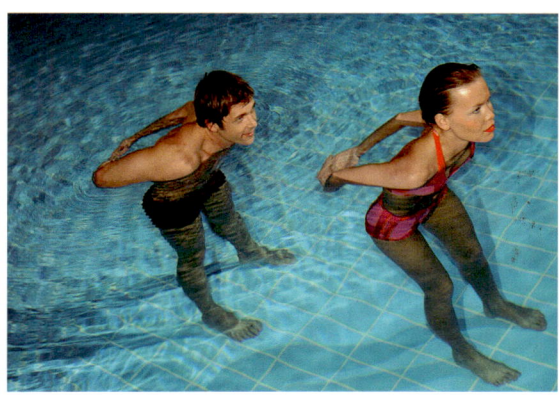

Stellen Sie sich aufrecht hin, führen Sie die Arme hinter den Rücken, und verschränken Sie die Hände auf Pohöhe. Heben Sie die Arme an, bis Sie ein leichtes Ziehen im Brustmuskel spüren. 20 Sekunden halten, wiederholen.

Stellen Sie sich gerade hin, neigen Sie den Kopf vor, und drücken Sie mit beiden Händen sanft gegen den Hinterkopf, bis Sie ein leichtes Ziehen im Nacken verspüren. Spannung kurz halten, wiederholen.

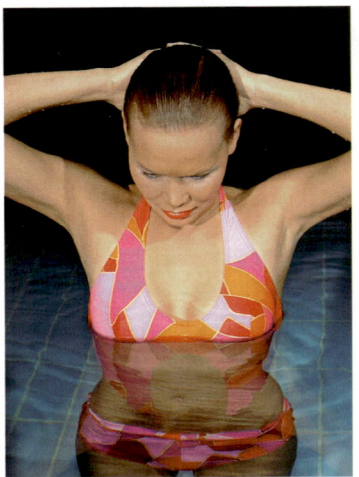

Stellen Sie sich gerade hin, und strecken Sie den rechten Arm gerade nach vorn. Die Handinnenfläche zeigt nach oben. Greifen Sie mit der linken Hand nach der rechten, und biegen Sie die Finger sanft nach unten.

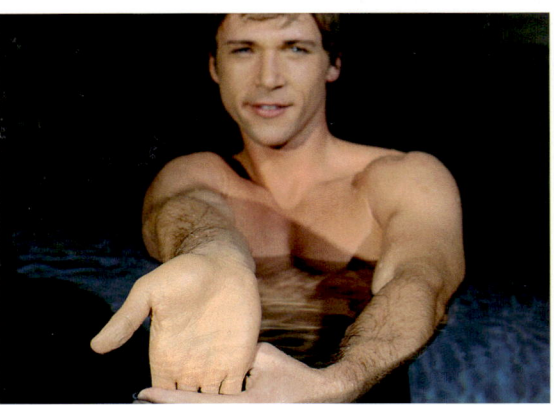

Tipps & Facts rund um Aquafitness

▶ Nur ein regelmäßiges Training bringt auch sichtbare Erfolge. Am besten tauchen Sie zwei- bis dreimal pro Woche ab, 30 Minuten sind die ideale Trainingsdauer.

▶ Das Wasser sollte weder zu kalt noch zu warm sein, ideal sind 26 bis 30 °C. Ist das Wasser wärmer, wird das Herz-Kreislauf-System zu sehr beansprucht; im kälteren Wasser können sich die Muskeln verkrampfen. Falls das Wasser einmal kälter sein sollte: Fangen Sie sofort mit Aufwärmübungen an, legen Sie keine längeren Pausen ein, und verkürzen Sie Ihr normales Training notfalls etwas.

▶ Aquasport ist ein echter Fettkiller, außerdem wird im Gegensatz zu anderen Sportarten besonders schnell Muskelgewebe aufgebaut. Dadurch, dass der Körper ständig dem Wasserdruck bzw. -widerstand ausgesetzt ist, bedeuten die einzelnen Übungen einen wesentlich höheren Energieverbrauch als an Land. Auch die ständige Wärmeregulation des Körpers im Wasser verbraucht zusätzlich Energie.

▶ Besonders Deep Water Running ist ein super Kalorienkiller. 30 Minuten Power-Laufen im Wasser verbrennen rund 350 Kilokalorien, 30 Minuten Laufen an Land etwa 200 Kilokalorien.

▶ Wichtig bei Aquatraining: Starten Sie mit einem Warm-up, laufen Sie fünf Minuten locker durchs Wasser. Nach dem Power-Teil von ca. 20 Minuten ist ein Cool-down wichtig, beispielsweise wieder fünf Minuten locker laufen oder gehen. Vergessen Sie auch das Stretching nicht. Leider wird das selbst von gut trainierten Sportlern oft vernachlässigt. Stretchingübungen finden Sie ab Seite 45.

▶ Alkohol vor dem Training sollte absolut tabu sein. Gerade im Wasser kann die Beeinträchtigung von Koordination und Balance schwer wiegende Folgen haben.

▶ Warten Sie nach einem umfangreichen Essen zwei bis drei Stunden, bevor Sie ins Wasser gehen.

▶ Atmen Sie bei Sprungübungen im Wasser immer dann ein, wenn Sie die größte Höhe erreicht haben. Atmen Sie aus, wenn Sie wieder auf den Füßen landen. So vermeiden Sie unangenehmes Wasserschlucken.

Was die allgemeinen Trainingsempfehlungen angeht, unterscheidet sich Aquafitness kaum von anderen Sportarten. Achten Sie vor allem darauf, dass Sie es nicht übertreiben!

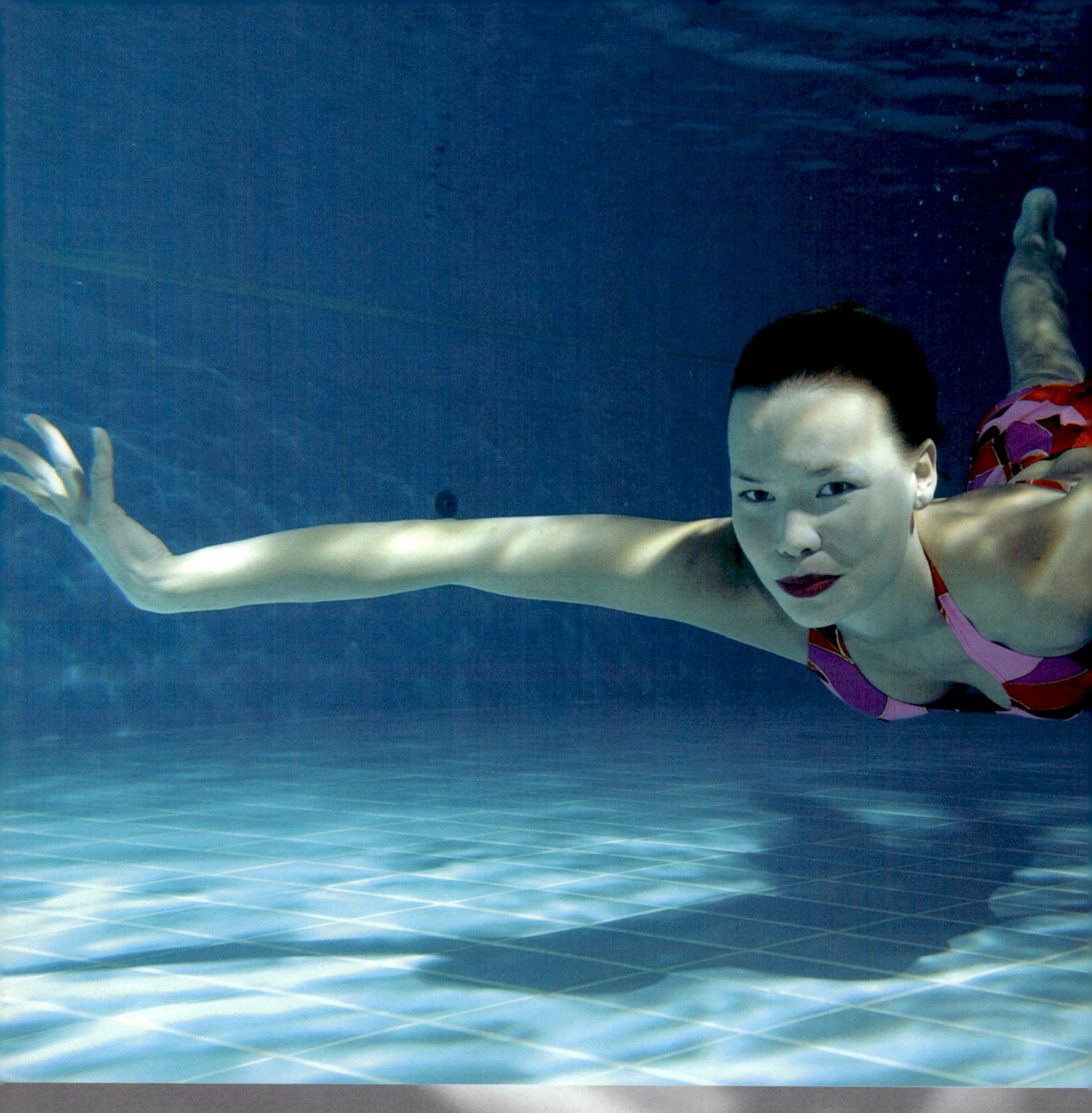

An stressigen Tagen können Sie entweder wie ein
HB-Männchen in die Luft gehen oder buchstäblich
abtauchen – mit Asia-Wellness. Neue Aquatrends
stärken die Muskeln, beruhigen die Nerven und lassen
Glückshormone durch den Körper fluten.

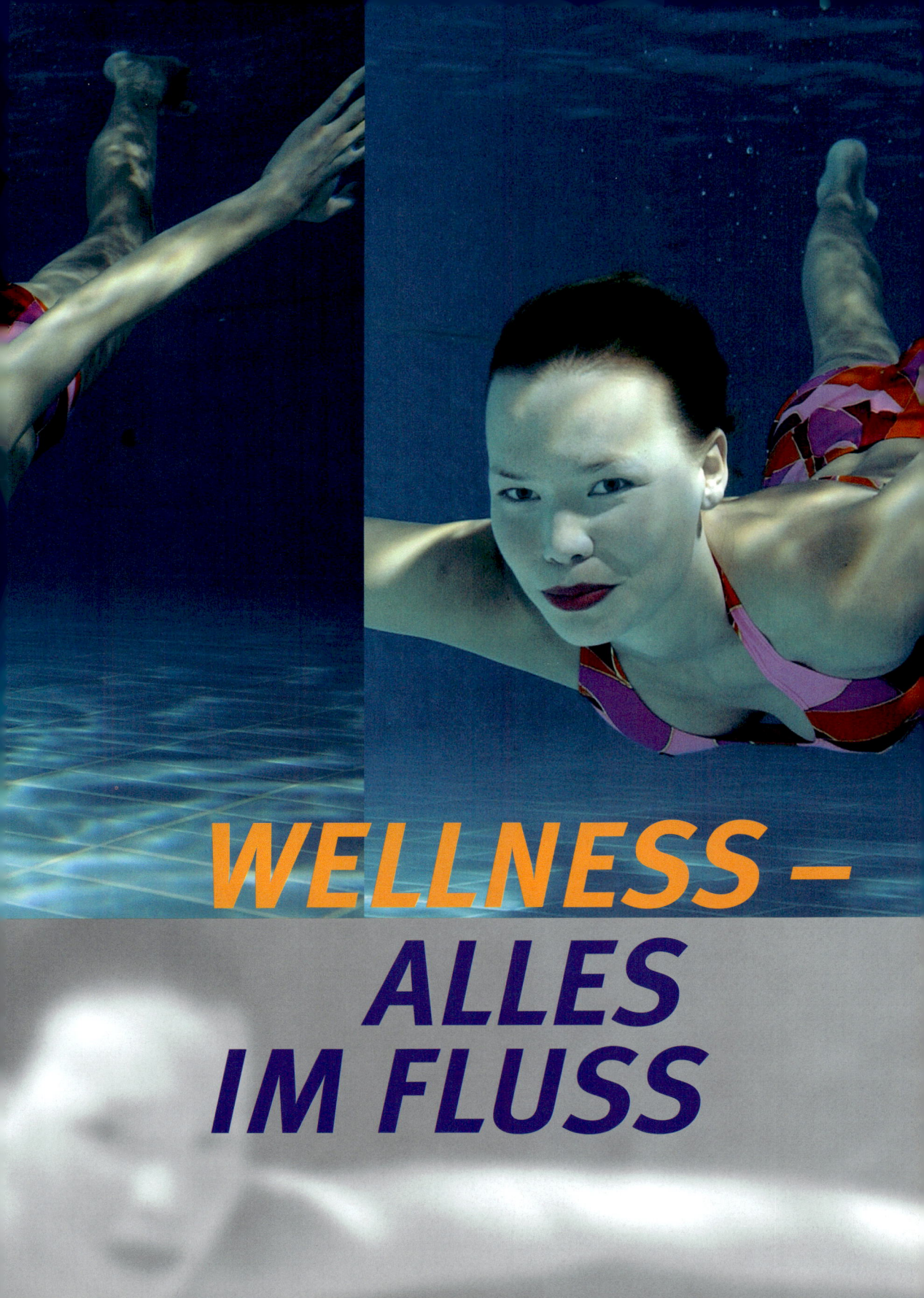

WELLNESS –
ALLES IM FLUSS

Aqua-Nia

Die Sportart Nia besteht aus ein bisschen Ost und ein bisschen West – der Mix aus Yoga, Kampfsport, Tai Chi und Tanz steht für Neuromuskuläre Integrative Aktion. Das mag zwar kompliziert klingen, bedeutet aber nichts anderes, als Muskeln, Nerven, Körper und Geist wieder in Einklang zu bringen.

Die einzelnen Übungen sind ursprünglich von den US-Fitness-Gurus Debbie und Carlos Rosas als Body & Soul Dance an Land entwickelt worden, sie lassen sich in veränderter Form jedoch auch prima ins Wasser verlagern. Ganz wichtig dabei ist, dass die Erfinder von Nia ihren Sport als ganzheitliches Fitnesskonzept sehen, in dem z. B. auch die bewusste Atmung eine große Rolle spielt. Man sollte sich nach einer Nia-Stunde erfrischt, nicht erschöpft und total ausgepowert fühlen. Übungen zum Einstieg in den vielseitigen und entspannenden Aquasport finden Sie auf Seite 58ff.

Einfach abtauchen

Wer kennt das nicht: Stress im Job, Ärger mit dem Liebsten, und der Jüngste kommt mit einem Sechser in Mathe nach Hause. An solchen Tagen sollten Sie dem Alltagsärger am besten entfliehen. Mit Aqua-Nia, Aqua-Qi-Gong, Watsu oder Water-Balancing können Sie sich einfach freischwimmen – und die wunderbare Leichtigkeit des Seins im Wasser genießen.

Aqua-Qi-Gong

Aqua-Qi-Gong ist gewissermaßen die nasse Variante der chinesischen Energieflussübung Qi Gong.

Qi oder Chi bedeutet Lebenskraft, Gong ist die Methode. Mit der jahrtausendealten chinesischen Heillehre soll der Fluss der Lebensenergie Qi angekurbelt, Verspannungen und Blockaden sollen gelöst und Selbstheilungskräfte sollen aktiviert werden.

Charakteristisch für Qi Gong und auch Aqua-Qi-Gong sind relativ langsame Bewegungsabläufe, die sehr elegant und leicht wirken. Der Trainingsschwerpunkt liegt hierbei deshalb auch weniger auf dem Aufbau der Muskulatur, als vielmehr auf einer Geschmeidigkeit und Elastizität von Muskeln, Sehnen und Bändern. Aqua-Qi-Gong ist weniger auf Leistung als auf Ausdauer angelegt.

Ursprünglich liegen die Bewegungsabläufe vermutlich in der Nachahmung bestimmter Tiere. Falls auch Sie die Geschmeidigkeit einer Schlange, die Eleganz eines Schwans oder die Leichtigkeit eines Kranichs erreichen wollen: Übungen zum Einstieg finden Sie ab Seite 62.

Im Rausch der Tiefe – Watsu & Co.

Water-Shiatsu (Watsu)

Shiatsu ist eine jahrhundertealte japanische Druckpunktmassage; die Chinesen nennen sie auch Akupressur.

»Shi« bedeutet Finger, »atsu« Druck. Beim Shiatsu wird wie bei der Akupressur davon ausgegangen, dass der ganze Körper von Energiebahnen (Meridianen) durchzogen ist. Auf diesen Meridianen fließt die Lebensenergie Qi oder Chi. Durch Ärger, Stress, Trauer oder Krankheiten kann diese Lebensenergie ins Stocken geraten. Spezielle Massagegriffe entlang der Meridiane sollen das blockierte Qi wieder in Schwung bringen.

Water-Shiatsu ist eine Kombination aus einer klassischen Shiatsu-Massage und einer speziellen Unterwassertherapie. Sie wurde 1980 von dem Amerikaner Harold Dull in seiner Massageschule im kalifornischen Harbin Hot Springs aus dem Zen-Shiatsu entwickelt.

Eine Therapeutin (Practitioner) trägt Sie dabei durchs 34 bis 36 °C warme Wasser. Während Sie mit geschlossenen Augen dahindriften, massiert die Watsu-Expertin den ganzen Körper, stimuliert Akupressurpunkte auf den Meridianen und mobilisiert zusätzlich die Gelenke. Atemübungen und Meditation ergänzen die Therapie.

Das Gesicht bleibt beim Water-Shiatsu immer über Wasser. Eine Watsu-Session kann je nach Therapieziel zwischen einer und drei Stunden dauern. Wer sich richtig fallen lassen kann, fühlt sich danach wie neugeboren und

Über die zeitliche Entstehung von Shiatsu sind sich die Experten uneinig: Manche glauben, die Massageform sei bereits 5000 Jahre alt, andere halten sie für nicht älter als 100 Jahre.

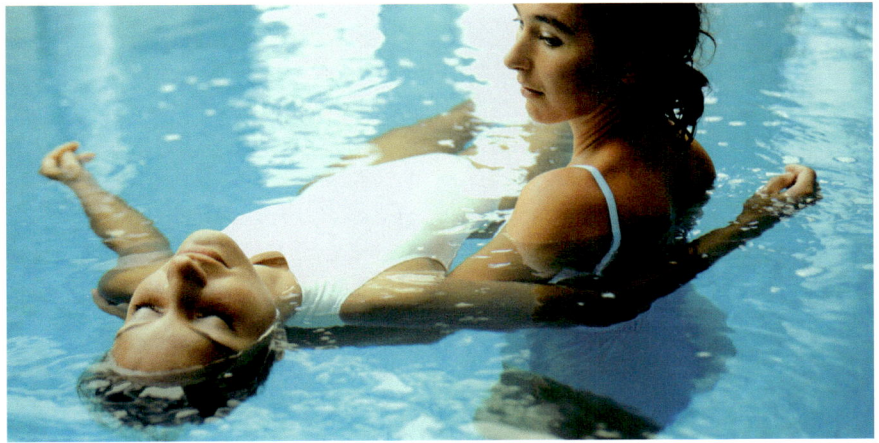

Die Erfahrung der Schwerelosigkeit gehört zu den entspannendsten Aspekten des Watsu.

absolut entspannt. Ein Gefühl, das übrigens bei vielen noch tagelang nach der Watsu-Session anhält.

Wasser-Tanzen (Wata)

Wasser-Tanzen oder Wata ist eine dynamische Bewegungstherapie, die 1987 von den beiden Schweizern Aman Schröter und Claudia Brunschwiler entwickelt wurde.

Von außen betrachtet, erinnert Wata an eine ungewöhnliche Mischung aus Atemtherapie, Meditation, Aikido, Massage und Tanz. Wie auch beim Watsu, bleibt man selbst völlig passiv und begibt sich völlig in die Hände des Wassertherapeuten.

Schon der Anblick dieser eleganten Meeresbewohner hat eine entspannende Wirkung auf den Menschen. Diesen Effekt macht sich das Water-Balancing zunutze.

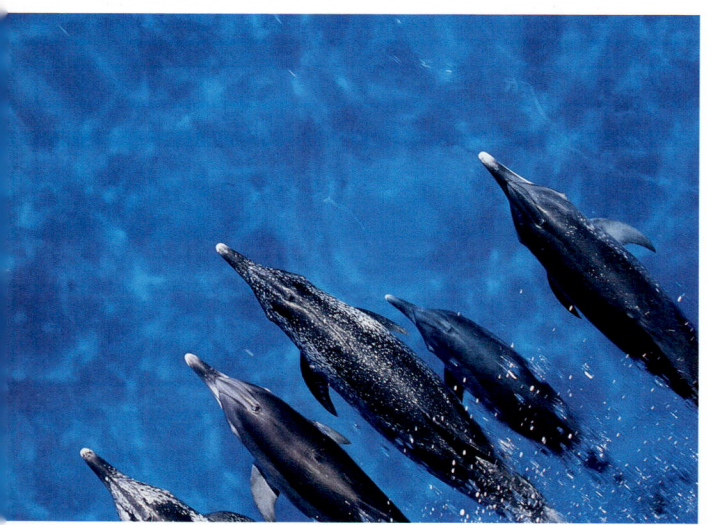

Durch das Anwenden verschiedenster Hebelgriffe werden die Hauptgelenke des Körpers von unangenehmen und manchmal sogar schmerzhaften Verspannungen befreit. Diese erste Phase findet über dem Wasser statt. In der Unterwasserphase wird man dann – ausgerüstet mit einer Nasenklemme – behutsam in die schwerelose Dreidimensionalität geführt.

Die verschiedenen Dehnungen, Streckungen, Beugungen, Delphinbewegungen und schlangenförmigen Rhythmen befreien nicht nur von körperlichen Blockaden, sondern führen in tiefe, wohltuende Entspannungs- und Meditationszustände.

Water-Balancing

Haben Sie schon einmal einen Delphin mit Schulter- und Armverspannungen gesehen? Denn anatomisch gesehen sind Delphinflossen mit menschlichen Schultern und Armen vergleichbar.

Vermutlich haben Sie das jedoch noch nicht gesehen, denn die Meeresbewohner brauchen sich um die Gesetze der Schwerkraft nicht zu kümmern. Sie schweben regelrecht durch den Ozean, Muskeln und Gelenke bleiben unbelastet.

Anders der Mensch: Bei Stress, Überforderung oder Ängsten spannen wir unbewusst die Muskeln an und begeben uns so in eine dauerhafte Schonhaltung. Die Folge sind Verspannungen des Nackens und der Schultern sowie Rückenschmerzen.

Ganzheitliches Konzept

Beim Water-Balancing werden solche Stresssymptome ganzheitlich betrachtet. Es geht nicht darum, das lästige Übel schnell zu entfernen und »herauszumassieren«; es soll vielmehr bewusst gemacht werden, warum jemand diese Schutzreflexe und Schonhaltungen gegen äußere Einflüsse entwickelt. Dies stellt die Voraussetzung dafür dar, dass diese Reflexe sanft geändert werden können.

Das wird beim Water-Balancing mit leichten Massagen, vor allem aber durch passives Bewegen erreicht. Das Gute daran: Im Gegensatz zu klassischen Entspannungsmethoden wie dem autogenen Training, Yoga oder Qi Gong müssen Sie beim Water-Balancing weder körperlich noch mental aktiv werden. Alles, was Sie tun müssen, ist, in den Pool zu steigen, sich vom Wasser tragen zu lassen, die Augen zu schließen und ein bisschen Vertrauen zum Therapeuten (Water-Balancer) zu entwickeln.

Und so geht's

Eine Water-Balancing-Session dauert rund zwei Stunden und läuft in drei Phasen ab.

▸ Beim einstündigen Water-Float-Balancing werden Sie vom Water-Balancer auf eine Schwimmhilfe gelegt, damit der Kopf über Wasser bleibt. Sie müssen lediglich die Augen schließen. Während Sie sicher und schwerelos an der Wasseroberfläche floaten, werden Sie sanft bewegt, geschaukelt und massiert.

Dabei werden auch Ansätze alternativer und asiatischer Heilverfahren wie Rolfing, Tragering, Reflexzonenmassage oder Reiki angewandt. Gleichzeitig werden alle Sinne angesprochen. Man spürt durch ein spezielles Soundsystem Klänge unter Wasser, schnuppert entspannende Düfte und sieht an der Decke Videobilder von Walen und Delphinen.

▸ In der zweiten Phase, dem Water-Swing-Balancing, sind Sie meist schon etwas besser mit dem neuen Element vertraut und entspannter als am Anfang. Jetzt gleiten Sie deshalb auch ohne die Schwimmhilfe tiefer ins Wasser, die Bewegungen werden ausladender. Die erfahrenen Hände des Water-Balancers stützen den Körper und drehen, schaukeln und stretchen ihn.

▸ In Phase 3, dem Water-Deep-Balancing, taucht man mit Hilfe des Therapeuten ganz im Wasser unter. Eine Na-

Urvertrauen

Beim Water-Balancing sollten Sie natürlich über Vertrauen zu Ihrem Therapeuten verfügen und »loslassen« können. Wer sich ganz dessen erfahrenen Händen überlassen kann, wird den entspannenden Effekt des »Auf-Händen-getragen-Werdens« sehr genießen.

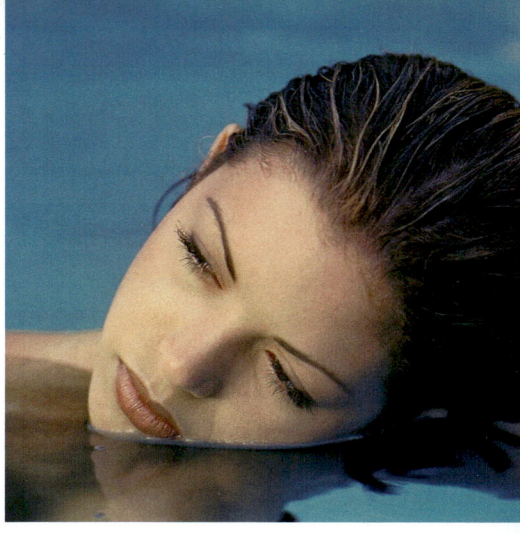

In der Psychologie hat sich der Begriff der »ozeanischen Gefühle« etabliert. Er beschreibt das Gefühl, in einem großen Ganzen aufgehoben zu sein, das alle Lebewesen miteinander verbindet.

senklemme verhindert dabei, dass Wasser in die Atemwege eindringen kann.

Ganzkörpereffekt

Wer sich wirklich fallen lassen kann, erfährt beim Water-Balancing eine nie gekannte sorglose Schwerelosigkeit, eine Art von Urvertrauen. Die Grenzen zwischen oben und unten, innen und außen scheinen zu verschwimmen, die Atmung ist regelmäßig und ruhig. Nach dem Auftauchen und den ersten Schritten auf festem Boden haben die meisten das Gefühl, wie neu geboren zu sein, man ist voller Power und Lebensfreude.

Water-Balancing wird auch unterstützend bei Krankheiten des Bewegungsapparates wie »Rheuma« oder Arthrose, bei neurologischen Erkrankungen wie multipler Sklerose oder Schlaganfällen sowie bei psychosomatisch bedingten Krankheiten wie Bulimie, Magersucht, Tinnitus, Migräne und Schlafstörungen eingesetzt.

Liquid Sound

Liquid Sound ist eine Kombination aus Wasser, Farben und Musik. Man liegt im 34 °C warmen Wasser auf dem Rücken, unterstützt von Schwimmhilfen, um sich völlig schwerelos treiben zu lassen. Das Wasser hat einen Salzgehalt von 1,5 Prozent, was zusätzlich für Auftrieb sorgt.

Der Hinterkopf liegt beim Liquid Sound im Wasser, und durch ein spezielles Unterwasserbeschallungssystem nimmt man die Musik über die Schädelknochen und den ganzen Körper auf. Eingehüllt wird man nicht nur von klassischen, afrikanischen und tibetischen Klängen, sondern auch von den faszinierenden und beruhigenden Lauten von Walen und Delphinen.

Faszinierende Farben

Innerhalb des Beckens treibt man durch verschiedene sanfte Farbfelder, und auch außerhalb des Wassers setzt sich das Farbspiel durch eine spezielle Beleuchtung fort. Diese Farben können durch ihre Energie auf den gesamten Organismus und die Psyche wirken. Das ist übrigens kein esoterischer Hokuspokus, sondern wissenschaft-

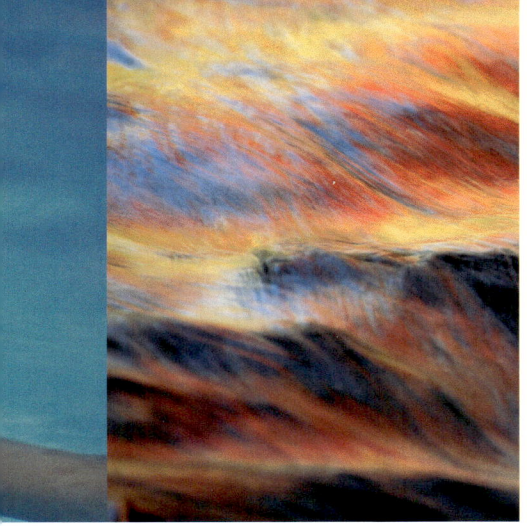

lich bewiesen. Schon der Physiker Sir Isaac Newton (1663 – 1727) entdeckte die Schwingungen der Farben und ihre damit entstehende Energie. Der englische Farbforscher Theo Gimbell verglich die Schwingungsenergien der Farben mit der Schwingungsenergie von Tönen. Er fand heraus, dass Farben eine höhere Schwingungsenergie als Töne besitzen, und somit eine größere Wirksamkeit aufweisen. Übrigens nehmen wir diese Energien auch mit geschlossenen Augen wahr. Die unterschiedlichen Farben können auch jeweils unterschiedliche Empfindungen auslösen:

▶ **ORANGE** Diese Farbe vermittelt Wärme und Lebensfreude, macht aktiver und regt sogar die Verdauungstätigkeit sanft an.

▶ **GELB** Diese Farbe strahlt Heiterkeit aus, stimmt positiv und ist das Symbol für die Sonne. Gelb regt den Appetit an, erhöht die Konzentrationsfähigkeit und kann sogar depressive Verstimmungen lindern.

▶ **ROT** Diese Farbe steht für Power und Dynamik, aber auch für Feuer und Wärme. Sie regt den ganzen Körper an, kann im Übermaß aber auch aggressiv machen.

▶ **BLAU** Diese Farbe wirkt beruhigend und blutdrucksenkend, sie sorgt für Entspannung und Ruhe.

▶ **GRÜN** Diese Farbe ist das Symbol für die Natur, sie vermittelt ein Gefühl von Frieden und Harmonie. Grün sorgt für Ruhe und Regeneration und wirkt beruhigend auf den Kreislauf.

Floating

Beim Floaten (engl: schweben) liegt man auf dem Rücken in einer wannengroßen Kapsel, gefüllt mit körperwarmem Wasser. In diese Kapsel können weder Licht noch Geräusche eindringen. Das Wasser ist sehr salzhaltig, so dass man wie auf einer großen Luftmatratze in dem Tank dümpelt.

Eine Floating-Session dauert etwa eine Stunde. Viele assoziieren das warme Wasser mit dem Fruchtwasser, fühlen sich ein bisschen an den schützenden Mutterleib erinnert und nehmen während des Floatens sogar eine embryoähnliche Haltung ein. Am Ende wird man mit sanfter Musik langsam wieder in die Wirklichkeit zurückgeholt. Aber Achtung: Wer sich vor der Dunkelheit fürchtet oder sich in engen Räumen unbehaglich fühlt, sollte von Floating Abstand nehmen.

Völlig losgelöst von Raum und Zeit: Floating ist Entspannung pur!

Aqua-Nia ▶ Warm-up

Stellen Sie sich mit gebeugten Knien und hüftbreit gegrätschten Beinen ins brusthohe Wasser. Die Arme liegen auf der Wasseroberfläche gekreuzt vor der Brust. Heben Sie die Arme aus dem Wasser heraus über den Kopf, und öffnen Sie sie zu einem Bogen. Die Knie werden dabei gestreckt. Führen Sie die Arme am Körper vorbei wieder nach unten, und gehen Sie erneut leicht in die Knie. Der Blick

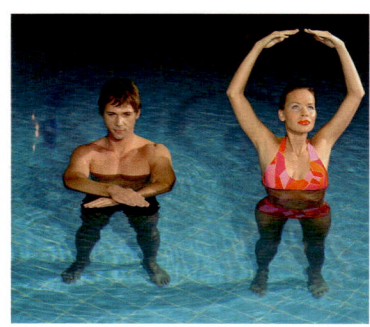

folgt während der gesamten Übung den Händen. 10 Wiederholungen.

Aqua-Nia ▶ Armpendel

Machen Sie einen großen Ausfallschritt, das Wasser sollte Ihnen jetzt bis zum Hals reichen. Halten Sie die Arme gestreckt nach vorn an der Wasseroberfläche, drücken Sie sie langsam nach unten, und ziehen Sie die Beine so weit wie möglich an. 10 Wiederholungen.

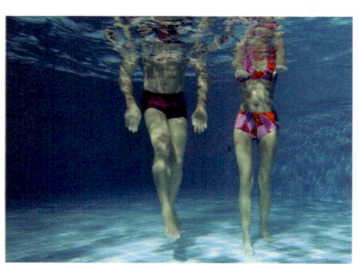

Aqua-Nia ▶ Arm-Swing

Stellen Sie sich wie beim Warm-up auf, strecken Sie die Arme nach vorn durch, falten Sie die Hände, und halten Sie sie ca. 10 Zentimeter unter der Wasseroberfläche. Heben Sie das rechte Bein so weit wie möglich an, und versuchen Sie, auf dem anderen die Balance zu finden. Ziehen Sie die Arme von links nach rechts schwungvoll durchs Wasser. Wiegen Sie dabei den Körper zur Balancefindung

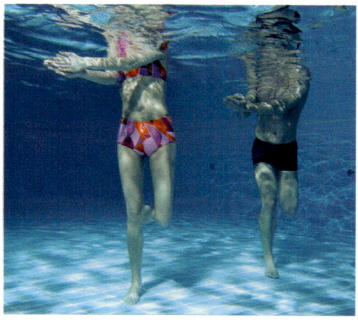

leicht hin und her. Beinwechsel, pro Seite 10 Wiederholungen.

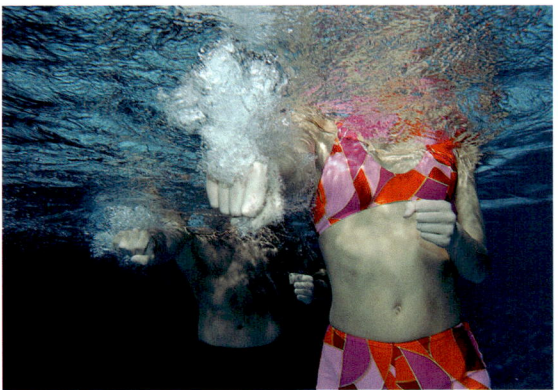

Um das Gleichgewicht besser halten zu können, sollten Sie sich bei dieser Übung mit leicht gegrätschten Beinen hinstellen, das Wasser ist etwa halshoch. Schieben Sie nun abwechselnd den rechten und den linken Arm mit geballten Fäusten aus der Schulter heraus kraftvoll vor und zurück, als ob Sie gegen einen imaginären Gegner boxten. Die Bewegungen sollten fließend und kontrolliert ausgeführt werden.

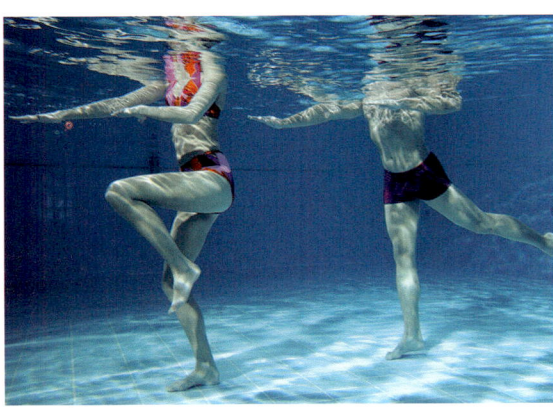

Für diese Übung braucht das Wasser nur brusthoch zu sein. Stellen Sie sich gerade hin, heben Sie das rechte Bein hoch, und winkeln Sie es an. Der linke Arm folgt dieser Bewegung. Der rechte Arm liegt ausgestreckt auf der Wasseroberfläche. Strecken Sie das rechte Beine gerade und mit Schwung nach hinten durch, so dass beide Beine einen 90-Grad-Winkel zueinander bilden. Hüpfen Sie einige Male auf dem Standbein, und versuchen Sie, die Balance zu halten (die Arme helfen dabei). Senken Sie das Bein wieder ab. Beinwechsel, 10 Wiederholungen.

Stellen Sie sich im brusthohen Wasser seitlich dicht an den Beckenrand, die Beine sind geschlossen. Halten Sie sich mit der rechten Hand am Rand fest, und kicken Sie das linke Bein zuerst nach vorn, dann zur Seite. Wichtig: Der Fuß sollte angewinkelt sein, die Ferse führt die Bewegung an. Machen Sie zuerst 10 Kicks auf Wadenhöhe, dann 10 auf Kniehöhe, anschließend Seitenwechsel. Fortgeschrittene können die Kicks auch bis auf Hüfthöhe machen oder die Übung im freien Stand ohne Festhalten am Beckenrand durchführen.

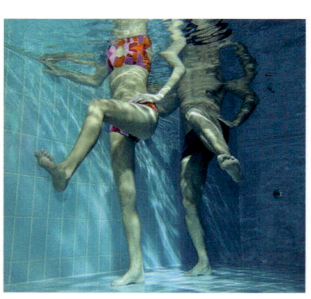

Stellen Sie sich mit geschlossenen Beinen im brusttiefen Wasser auf, die Arme liegen seitlich ausgestreckt an der Wasseroberfläche. Machen Sie 4 Seitgalopps, indem Sie ein Bein seitlich über das andere kreuzen. Rollen Sie dann die Schultern in großen Kreisen vorwärts, machen Sie den Seitgalopp zur anderen Seite, und rollen Sie abschließend wieder die Schultern. 10 Wiederholungen pro Seite.

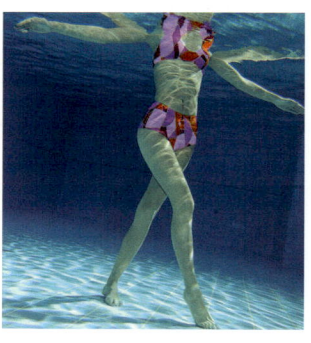

Stellen Sie sich mit hüftbreit gegrätschten und leicht gebeugten Beinen ins brusthohe Wasser, und strecken Sie die Arme nach oben. Die Hände sind dabei gefaltet. Gehen Sie tief in die Knie, und drücken Sie die gefalteten Hände nach unten in Richtung Schwimmbeckenboden. Atmen Sie dabei langsam aus. Springen Sie anschließend kraftvoll nach oben aus dem Wasser, strecken Sie die Arme wieder über den Kopf, und öffnen Sie sie. 5 Wiederholungen.

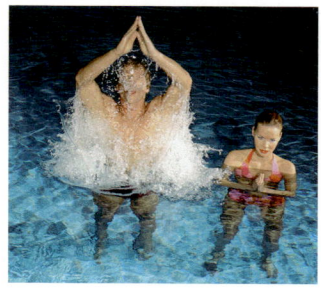

Aqua-Nia ► Bogen-Stretch

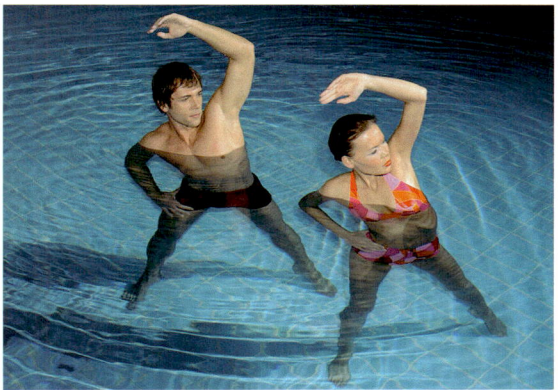

Stellen Sie sich im brusthohen Wasser mit weit
gegrätschten Beinen auf,
halten Sie das rechte Bein
durchgestreckt und das
linke etwas angewinkelt.
Stützen Sie Ihren linken
Arm auf den linken Ober-
schenkel, und schauen Sie
dabei zur rechten Schulter.
Neigen Sie Ihren Oberkör-
per weit nach links, und ziehen Sie dabei gleichzeitig den rechten Arm über den
Kopf weit nach links. 5 Wiederholungen pro Seite.

Aqua-Nia ► Cool-down

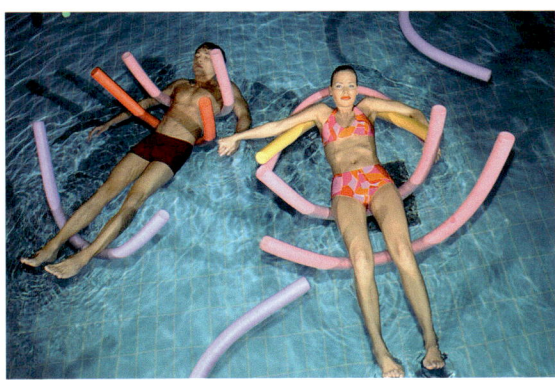

Ganz wichtig zum Schluss
des Aqua-Nia-Trainings:
ein ruhiges Ende. Horchen
Sie darauf, was Ihr Körper
möchte. Vielleicht eine
Runde Schwimmen, spiele-
risches Hüpfen im Wasser
oder entspanntes Floaten
auf der Pool-Nudel?

Aqua-Qi-Gong ▶ Der Schwan zieht seine Kreise

Stellen Sie sich mit gegrätschten Beinen auf. Lassen Sie die Arme erst seitlich am Körper hängen, winkeln Sie sie dann an, und drehen Sie die Handflächen nach oben. Führen Sie die Arme im weiten Bogen über den Kopf. Legen Sie die Handflächen aneinander, und heben Sie die Fersen an. Führen Sie dann die Arme mit geschlossenen Händen vor die Brust, und setzen Sie die Fersen wieder auf.

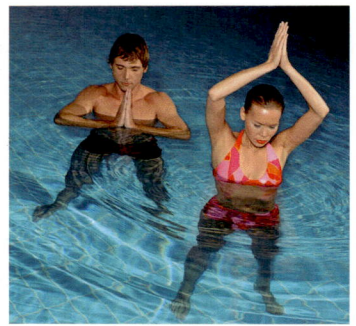

Aqua-Qi-Gong ▶ Der Delphin taucht durch die Wellen

Stellen Sie sich mit weit gegrätschten Beinen hin. Winkeln Sie die Arme an, und legen Sie die Handflächen auf Brusthöhe aneinander. Beschreiben Sie mit den Händen große Achten über und unter Wasser. Wenn die Hände rechts ins Wasser eintauchen, sollten Sie Ihr Gewicht auf das rechte Bein verlagern und umgekehrt.

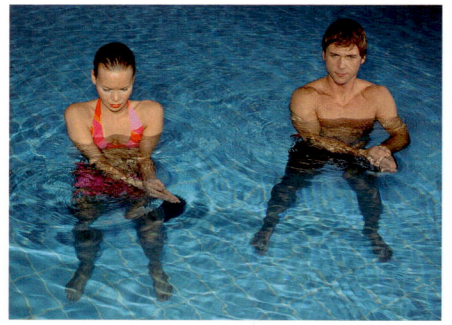

Aqua-Qi-Gong ▶ Die Wildgans landet auf dem Wasser

Stellen Sie sich mit gegrätschten Beinen und gebeugten Knien auf. Öffnen Sie die Arme weit nach hinten, und gehen Sie ins Hohlkreuz. Versuchen Sie, den Bauchnabel einzuziehen, der Rücken wird rund, die Arme gehen weit ausgebreitet nach vorn.

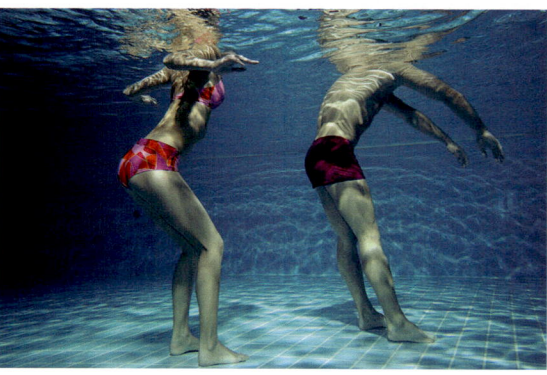

Aqua-Qi-Gong ▶ Der Frosch paddelt durch den Teich

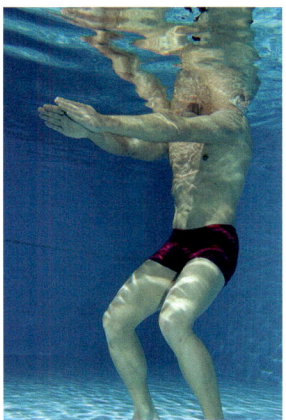

Stellen Sie sich mit leicht gegrätschten Beinen hin, die Knie sind gebeugt. Gehen Sie ein wenig auf die Zehenspitzen. Das Körpergewicht liegt auf dem Vorfuß. Halten Sie die Arme vor der Brust, und machen Sie Schwimmbewegungen wie ein Frosch. Sie sollten sich dabei jedoch nicht von der Stelle bewegen. Spannen Sie den Po kräftig an, dann geht's etwas einfacher. Versuchen Sie so 1 Minute lang, die Balance zu halten.

Aqua-Qi-Gong ▶ Die Schildkröte verkriecht sich

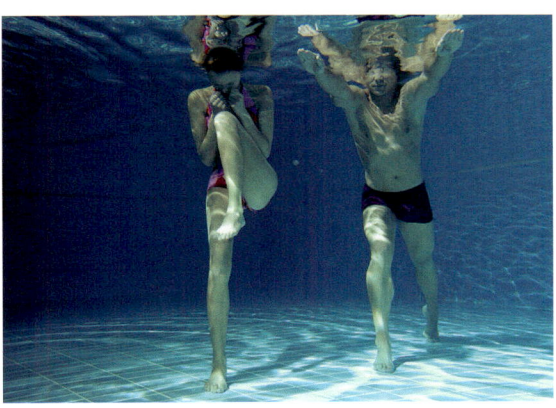

Falls Sie keine Angst vor dem Abtauchen haben, sollten Sie einmal diese Übung ausprobieren. Stellen Sie sich auf das linke Bein, das Knie ist gebeugt. Strecken Sie das rechte Bein so weit wie möglich nach hinten, und ziehen Sie die Arme nach vorn, so dass der Körper in Dehnung ist. Beugen Sie dann den Kopf nach unten, bis das Kinn die Wasseroberfläche berührt. Atmen Sie tief ein, und ziehen Sie Kinn, Arme und Beine langsam zur Brust. Wenn der Kopf unter Wasser kommt, atmen Sie langsam aus. Wieder auftauchen und die Übung wiederholen, Beinwechsel.

Kleine Spielverderber

Schwimmen und die verschiedenen Formen des Aquatrainings – seien es Aqua-Nia, Aqua-Qi-Gong oder die flotteren Wassersportarten Aquajogging und Aquarobic – sind ideale Fitmacher für jedes Alter und jede Kondition.

Lediglich zwei Kandidaten sind vom regelmäßigen Abtauchen im nassen Element weniger begeistert: die Haut und die Haare. Hygienezusätze im Wasser wie beispielsweise Chlor oder Ozon trocknen die Haut aus und machen die Haare strohig. Zusätzlich lockt das feuchtwarme Klima in Schwimmbädern unliebsame Mitschwimmer an: Fuß- und Nagelpilze. Im Folgenden finden Sie einige Tipps und Tricks, wie Sie Haut- und Haarproblemen einfach davonschwimmen.

Reibeisen oder Samt?

Klingt paradox, ist aber so: Wasser trocknet die Haut aus. Wenn dann noch Chlor oder Ozon dazukommen, sind Reibeisenstellen auf der sonst so samtweichen Haut schon vorprogrammiert. Nehmen Sie Ihre kostbare Hülle deshalb rechtzeitig in Schutz.

Besonders wichtig, wenn Sie sich regelmäßig in die Fluten stürzen, ist es, ungefähr zweimal pro Woche ein Ganzkörperpeeling anzuwenden. Es trägt alte Hornschüppchen ab und glättet raue Stellen. Entweder benutzen Sie dazu einen Luffaschwamm, einen Sisalhandschuh oder eine fertige Peelingcreme.

Die Peelingcreme können Sie sich übrigens auch selbst herstellen: einfach 1 Becher Sahne steif schlagen, 4 Esslöffel Salz unterrühren und die Mischung auf den trockenen (!) Körper auftragen. Problemzonen wie Ellbogen oder Schienbeine etwas intensiver bearbeiten. Kurz einwirken lassen und gründlich abduschen.

Das gründliche Abduschen ist nach dem Schwimmen generell ein Must – dabei sollten alle Chlorrückstände von der Haut entfernt werden. Nehmen Sie zum Duschen am besten kein üppig schäumendes Duschgel, da die waschaktiven Substanzen darin die Haut zusätzlich austrocknen können. Besser sind Duschöle oder -cremes, die die Haut mit rückfettenden Substanzen zart und geschmeidig halten.

Für eine wahre Streichelhaut sorgt nach dem Duschen eine kleine Abreibung – am besten mit einer reichhaltigen Bodylotion oder einer Körpercreme.

Stroh oder Seide?

Auch die Haare leiden unter ausgiebigen Wasserspielen. Wer häufig untertaucht, sollte zur Pflege ein ganz mildes Shampoo verwenden und hinterher eine Spülung in das Haar geben. Und zwar auf den ganzen Schopf, wenn die Haare trocken sind, und nur in die Spitzen, wenn die Haare eher fettig sind.

Auch wenn Badekappen heute in den meisten Schwimmbädern kein Muss mehr sind: Stecken Sie lange Haare immer hoch. Erstens kommen die Haare so weni-

Haare, Haut und Füße in Topform – erste Hilfe bei kleinen Störenfrieden

ger in Kontakt mit dem auslaugenden Wasser, und zweitens freuen sich Mitschwimmer über klareres Wasser ohne Haaralarm.

Wer eine enge Badekappe trägt, kann die Haare gleich während des Schwimmens pflegen. Einfach eine Haarkur vor dem Schwimmen in die Haare geben, Badekappe drüber – und sich hinterher über toll gepflegte Haare freuen. Denn unter dem feuchtwarmen Klima der Bademütze können die Inhaltsstoffe der Haarkur besonders gut ins Haar eindringen.

Achtung auch bei coloriertem Haar: Chlor und Ozon können die Farbe schneller ausbleichen lassen. Davor schützen spezielle Haarpflegeserien für coloriertes Haar, die einen Farbschutzfilm um jedes einzelne Haar legen. Wenn das Haar schon etwas an Farbe verloren hat, frischen Farbshampoos und Color-Styling-Schaume müde Haarfarben wieder auf. Obendrein schaden sie dem Haar noch nicht einmal, da sie ihre Farbpigmente nur

außen am Haarschaft anlagern und nicht ins Haar eindringen.

Glückspilz oder Fußpilz?

Feuchtbiotope wie das Schwimmbad, die Dusche und die Sauna sind Lieblingstummelplätze von Pilzen. In der feuchtwarmen Umgebung fühlen sich die kleinen Störenfriede so richtig wohl und vermehren sich im Nu.

Vorbeugen können Sie so: Tragen Sie in der Umkleidekabine, in der Dusche und im Schwimmbad selbst immer Badeschlappen – und zwar bis direkt zum Beckenrand. Fußdesinfektionsduschen bringen übrigens so gut wie nichts, manche reizen die Haut sogar noch durch ihre Inhaltstoffe.

Ganz wichtig ist es, nach dem Schwimmen oder Duschen die Füße sehr gut abzutrocknen, besonders zwischen den Zehen. Wer's ganz gründlich machen will oder öfter mit Fußpilz zu kämpfen hat, trocknet die Zehenzwischenräume zusätzlich mit dem Fön.

Nehmen Sie Ihre Füße von Zeit zu Zeit einmal kritsch unter die Lupe: Nagelpilze erkennen Sie an brüchigen, ungewöhnlich dicken oder verfärbten Fußnägeln, Fußpilze machen durch Juckreiz, Rötungen, Schuppen sowie wunde Stellen zwischen den Zehen, an der Fußsohle oder auf dem Spann auf sich aufmerksam.

Dann gibt's nur eins: ab zum Hautarzt oder in der Apotheke ein rezeptfreies Antipilzmittel (Spray, Creme oder Puder) kaufen und regelmäßig wie auf dem Beipackzettel angegeben verwenden.

Viele kratzt es übrigens gar nicht, wenn's juckt. Laut einer neueren Studie in Zusammenarbeit mit dem Grünen Kreuz, dem Deutschen Sportärztebund, dem Verband der medizinischen Fußpfleger Deutschlands sowie zwei Pharmafirmen tummeln sich Fußpilze durchschnittlich ein Jahr lang unbehandelt auf deutschen Füßen. Nagelpilze führen sogar vier Jahre lang ein ungestörtes Dasein.

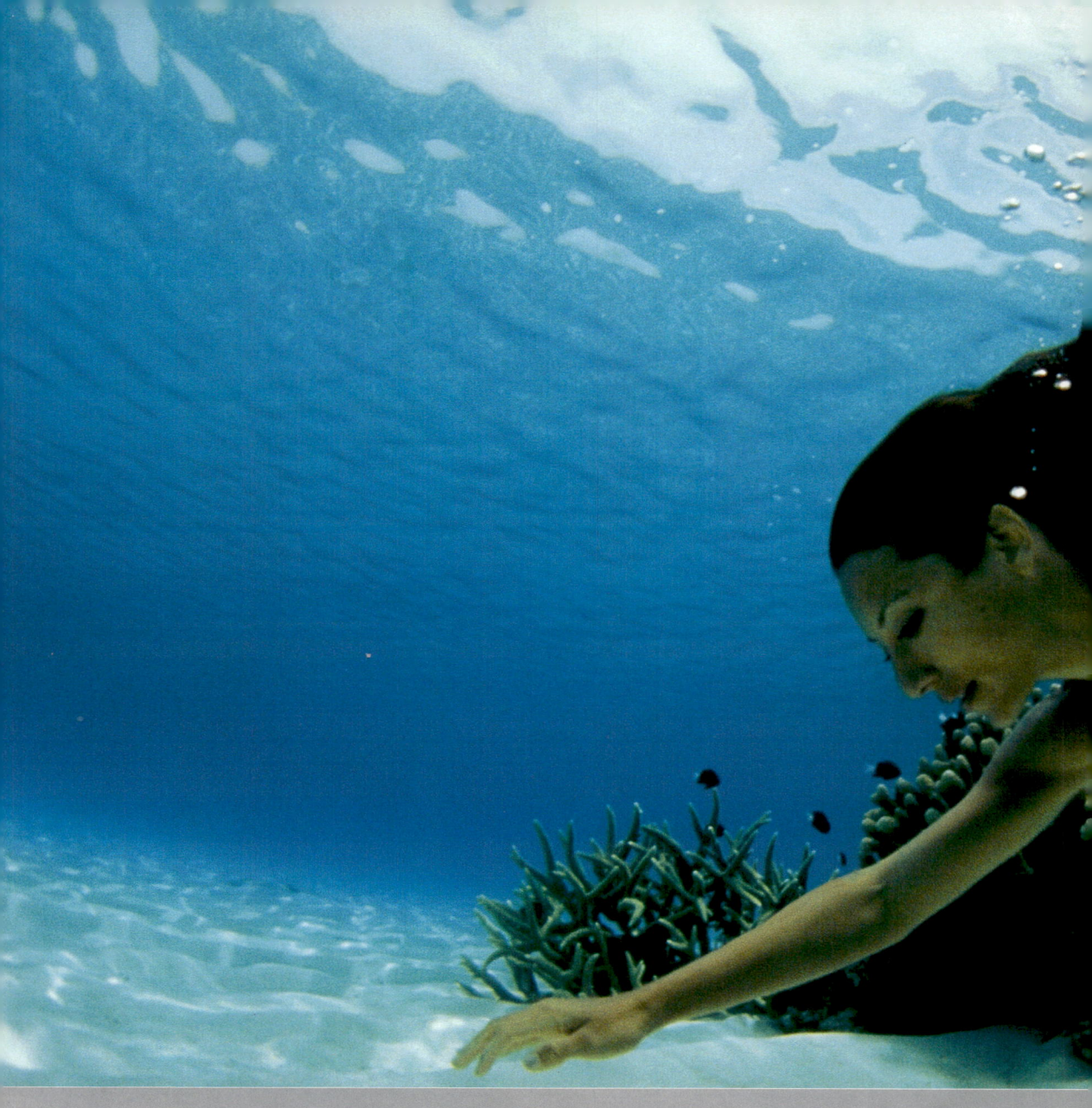

Ob Salz, Algen oder Schlamm – alles Gute kommt von unten, in diesem Fall vom Grund des Meeres. Verwandeln Sie Ihr Badezimmer in ein Home-Spa, und profitieren Sie von den Schätzen, die das Meer für Ihre Schönheit bereithält.

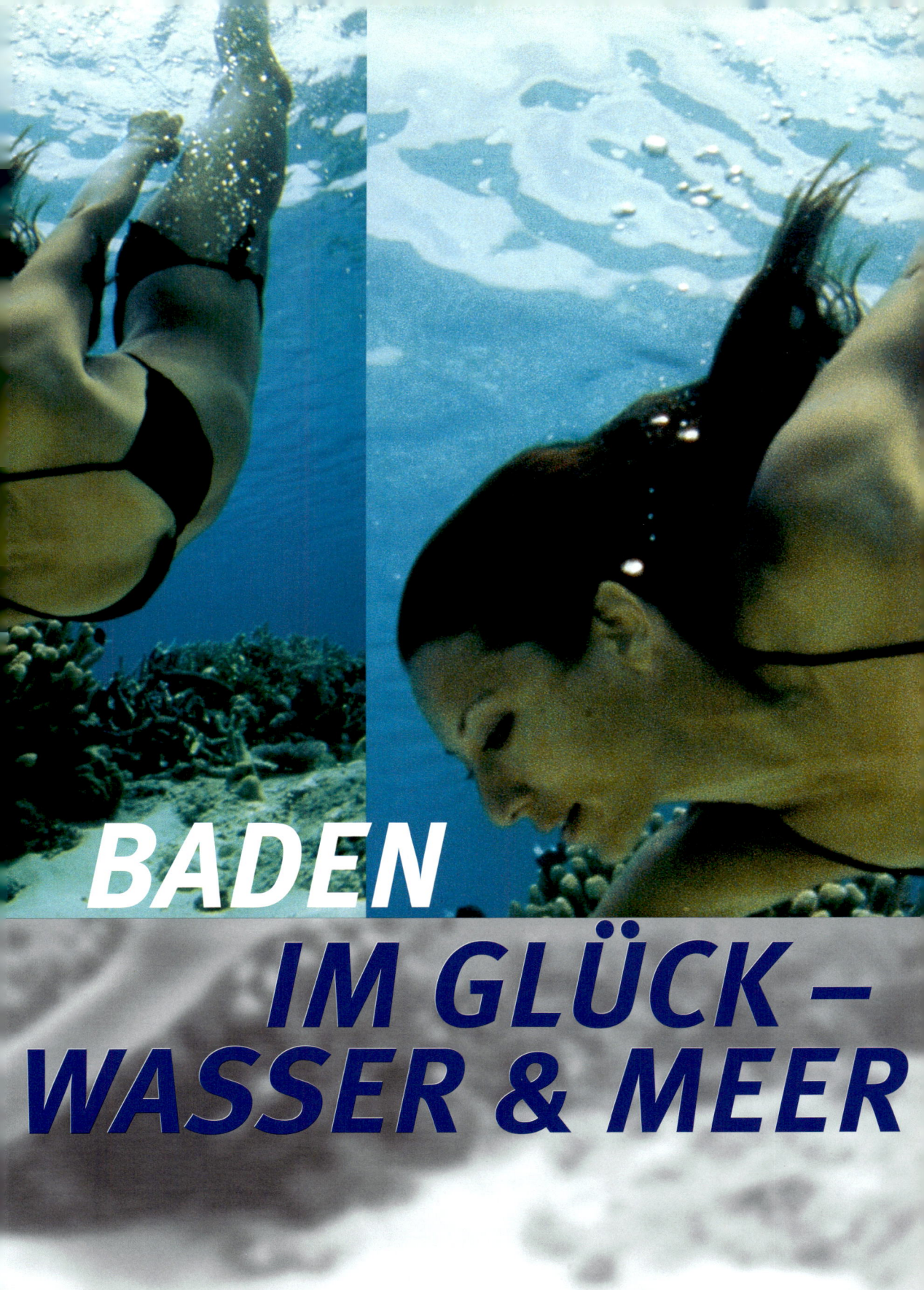

BADEN
IM GLÜCK –
WASSER & MEER

Die Thalassotherapie

Cathérine Deneuve, Sharon Stone und Karl Lagerfeld schwören drauf: Thalasso, das ist Beauty mit Meerwert. Denn um den Ozean dreht sich hier alles: Salzbäder, Algenwickel, Plankton- und Kaviarcremes sowie Schlammpackungen sollen die Haut zart und straff machen, die Durchblutung ankurbeln, Giftstoffe ausschleusen und Zellulitedellen die rote Karte zeigen. Die Thalassotherapie macht sich die Urkraft des Meeres zunutze. Ein gigantisches Reservoir, wenn man bedenkt, dass 70 Prozent der Erdoberfläche von den Ozeanen bedeckt sind.

Französische Ursprünge

Die klassische Thalassotherapie kommt aus Frankreich. Dort gründete der Arzt Dr. Louis Bagot vor mehr als 100 Jahren das erste Thalasso-Institut in der Bretagne. Die Meeresanwendungen hatten damals einen rein medizinischen Nutzen: Man behandelte damit Gelenkschmerzen und Beschwerden bei Erkrankungen des rheumatischen Formenkreises. Heute weiß man, dass das Meer mehr kann: beim Entspannen und Abnehmen helfen, Stresserkrankungen lindern, das Immunsystem stärken und eine schöne Haut zaubern. Selbst Menschen mit quälenden und langwierigen Hauterkrankungen wie z. B. Neurodermitis, Schuppenflechte oder Akne profitieren von einer Meereskur.

Der Ozean steckt voller Mineralstoffe und Spurenelemente wie Natrium, Kalzium, Magnesium, Eisen, Brom, Jod, Schwefel und Phosphor. Sie wirken entzündungshemmend, stärken die Abwehrkräfte und regen den Stoffwechsel an. Kein Wunder eigentlich, denn Meerwasser und das

Meerescocktail
für eine glatte Haut

Meerwasser tut gut – auch von innen. Der Supercocktail für glatte, straffe Haut lässt sich ganz einfach selbst zubereiten: Trinken Sie 4 Wochen lang täglich ein Glas der folgenden Mischung:
▶ 1 Teil Meerwasserkonzentrat (aus der Apotheke)
▶ 2 Teile Grapefruit- oder Orangensaft
Falls Sie unter einer Jodallergie oder einer Schilddrüsenstörung leiden, sollten Sie vorher Ihren Arzt fragen.

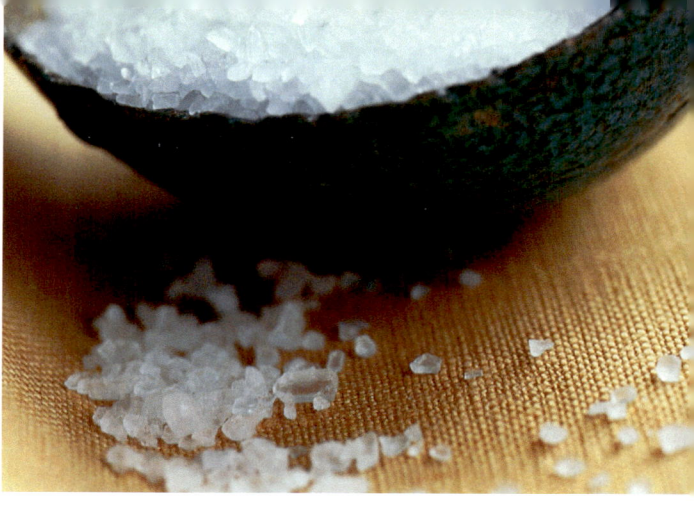

Meersalz hat sich bei Hauterkrankungen, asthmatischen und rheumatischen Beschwerden sowie bei Kopfschmerzen und Schlafstörungen bestens bewährt.

menschliche Blut sind sich in ihrer Zusammensetzung verblüffend ähnlich. Unterschiedlich sind nur die Mengenverhältnisse.

Salz

Das Salz im Meerwasser hat einen tollen Effekt auf die Haut: Es zieht Wasser aus dem Gewebe. Dieser in der Biologie und Chemie als Osmose bekannte Vorgang beseitigt Stauungen und Schwellungen und beruht darauf, dass die Salzkonzentration beispielsweise in einem Meersalzbad höher ist als drinnen im Körpergewebe.

Auf diesen Straffungseffekt setzten schon die ägyptische Herrscherin Kleopatra und die Königin von Saba. Beide Damen gönnten ihrer Haut regelmäßig Bäder im Toten Meer, das mit 23 Prozent Salzgehalt einen Spitzenwert aufweist – andere Meere liegen bei drei bis fünf Prozent.

Im Urlaub am Meer kann man von der Beauty-Wirkung des Meersalzes gratis profitieren, zu Hause kann man das Power-Gefühl mit einem Salzbad aus dem Atlantik oder dem Toten Meer genießen. Für einen größtmöglichen Erfolg sollten Sie über 1 Monat lang 3 Vollbäder pro Woche nehmen. Dafür

geben Sie 1 Kilogramm Meersalz in sehr heißes Wasser und lassen kühles Wasser dazulaufen, bis Sie eine Badetemperatur von 37 bis 39 °C erreicht haben.

Wichtig: Wie dem Anwendungshinweis auf der Packung entnommen werden kann, werden meist nur 500 Gramm Salz für ein Vollbad empfohlen. Dieses relativ niedrige Mischungsverhältnis ist für sehr trockene Haut völlig ausreichend, bei Hautunreinheiten, Stress und zur Straffung der Haut sollte die Lösung jedoch immer 1 Kilogramm Salz auf 100 Liter Wasser betragen. Sie sollten nicht länger als maximal 20 Minuten im Wasser bleiben. Duschen Sie sich nach dem Bad lauwarm ab, und cremen Sie sich gut ein.

Wunderstoff Magnesium

Keine Angst vor einer Austrocknung der Haut: Meerwasser wirkt sogar in einem geringen Maß gegen Falten. Der Grund dafür liegt in dem extrem hohen Magnesiumgehalt. Ein Mangel

Das Salz des Toten Meeres eignet sich besonders bei Hautunreinheiten und sogar bei Akne.

an diesem Mineralstoff beschleunigt zum einen nämlich die Hautalterung. Zum anderen ist Magnesium auch als Antistressmineral bekannt, ein Meersalzbad sorgt also zusätzlich für ein herrliches Relax-Gefühl.

Auch wer zu Unreinheiten neigt, ist mit Kosmetik, die Meerwasser enthält, gut beraten. Die Produkte regulieren die Talgdrüsenproduktion, desinfizieren leicht und trocknen Pickel sanft aus. Sogar Akne kann sich durch eine Salztherapie bessern, denn Meersalz hat einen sanften Peelingeffekt und rubbelt so Verhornungen von der Haut, die zu Entzündungen führen können.

Algen

In einem Kilogramm Meeresalgen stecken die aktiven Bestandteile von 100 000 Litern Meerwasser. Algen gehören – wie Bakterien – zu den ältesten Lebewesen der Erde. Es gibt Fossilienfunde von Vorfahren blaugrüner Algen, die 3,2 Milliarden Jahre alt sind. Von den rund 30 000 bekannten Algen sind ca. 800 erforscht und nur zwölf werden zu kosmetischen Zwecken oder als Essalgen genutzt.

Zu den bekannteren Arten zählt beispielsweise Spirulina, eine essbare Alge, die durch ihren enorm hohen Eiweißgehalt bekannt ist. Für kosmetische Zwecke ist auch Chlorella sehr beliebt, eine Grünalge, die zahlreiche Aminosäuren, sehr viel Vitamin B12 und die wertvolle Gamma-Linolensäure enthält. Als natürlicher Hungerstopper wird die Braunalge Fucus (Blasentang) in der Phytotherapie eingesetzt.

Für Sushi-Fans

Wenn Sie gerne Sushi essen, kennen Sie vermutlich Porphyra umbilicalis – wenn auch sicher nicht unter diesem Namen. Als Nori mit einem hohen Gehalt an Eiweiß, Vitaminen und Mineralstoffen umhüllt sie die als Maki-Sushi bezeichneten Reis-Rohfisch-Häppchen.

Spezialschiffe ernten die Algen hauptsächlich vor der Atlantikküste und im Pazifik in rund 30 Metern Tiefe. Dort also, wo das Wasser noch sauber und frei von Schadstoffen und Schwermetallen ist. Algenwirkstoffe gelten als Straffungsspezialisten für die Haut. Nach neuesten Erkenntnissen ist das unscheinbare Meeresgemüse in der Lage, den Fettstoffwechsel der Zellen in Schwung zu bringen. Ist dieser nämlich gestört, und wird dadurch mehr Fett in den Zellen eingelagert als verbrannt, kann Zellulite entstehen.

Algen können aber noch mehr: Als Extrakte in Gesichtscremes arbeiten sie wie biologische Schwämme und können dazu beitragen, Feuchtigkeit

---

Meerkosmetik

Kosmetikprodukte, die Meerwasser enthalten, gibt es in Gel- oder in Cremeform, als Gesichtswasser, als Reinigungslotion oder Maske, als Peeling oder Ampullen und sogar als Sonnenschutz- oder After-Sun-Produkte.

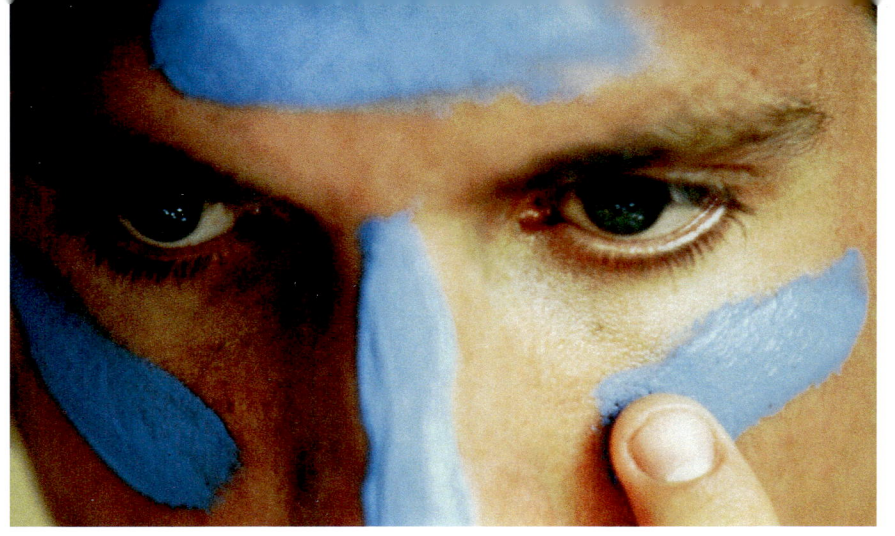

Algenextrakte sind mittlerweile auch in verschiedenen Kosmetikprodukten wie z. B. Gesichtsmasken enthalten.

bis zu 24 Stunden in der Haut zu binden. Außerdem schützen sie die Haut vor Umwelteinflüssen und stabilisieren die hauteigene Barriereschicht – was sich besonders empfiehlt, wenn Sie sehr sensible Haut haben.

Algen gibt es inzwischen als Bäder und Duschzusätze, als Algenseife und Körpergel. Gut sind auch Flüssigalgenprodukte, die gegen Zellulite oder geschwollene Beine helfen. Besonders wirksam ist es, wenn man eine Algenbehandlung von außen mit einer Algenkur von innen kombiniert. Algentee und Algenkapseln entschlacken zwar sehr stark, Sie können es aber auch mit frischen oder getrockneten Algen aus dem Reformhaus oder Asialaden probiereren. Den Algentee sollten Sie am besten 3-mal täglich warm, 1 Stunde vor dem Essen trinken. Geben Sie dazu 1 Teelöffel Tee auf ca. 200 Milliliter Wasser, und lassen Sie den Mix 2 Minuten kochen und anschließend 15 Minuten ziehen. Durchsieben und sofort trinken. Wenn Sie

sich mit dem – zugegebenermaßen – etwas gewöhnungsbedürftigen Geschmack der Algen nicht anfreunden können, rühren Sie einfach ein bisschen Instantgemüsebrühe dazu.

Einfacher ist die Einnahme von Algenkapseln. Sie enthalten meist einen sinnvoll aufeinander abgestimmten Mix aus verschiedenen Essalgen, manchmal auch zusätzlich Pflanzenextrakte wie Sellerie, Portulak oder Mate. Sie sollten die Kur unbedingt für einige Wochen durchziehen, auch wenn Sie anfangs noch wenig Veränderungen bemerken. Die ersten Erfolge sehen Sie meist erst etwa drei Wochen nach Ende der Kur. So lange braucht der Organismus im Durchschnitt, um sich zu regenerieren.

Plankton

Plankton ist der ideale Verbündete für eine trockene, empfindliche und zu allergischen Reaktionen neigende Haut. Unter dem Begriff »Plankton« verbergen sich Mikroorganismen und

Frauen sollten eine sechs- bis achtwöchige Algenintensivkur am besten direkt nach der Menstruation beginnen, wenn der Östrogenspiegel wieder auf Normallevel ist.

Minialgen, oftmals aus Thermalquellen. Sie enthalten einen vielfältigen Wirkstoffcocktail aus Silikaten, Bikarbonaten, Spurenelementen und Mineralstoffen. In Gesichtspflegeprodukten ist Plankton oft angereichert mit Vitaminen, Zeramiden und speziellen Feuchtigkeitsspendern.

Das Wirkprinzip des Planktons ist noch nicht 100-prozentig erforscht. Da es durch seine Größe nicht in der Lage ist, in tiefere Hautschichten einzudringen, nimmt man an, dass das Plankton die Zellen anregt, Schutz- und Regenerationsmechanismen gegen Außenreize zu entwickeln. Es gibt inzwischen komplette Kosmetikserien von der Reinigungsmilch bis zur Maske, die mit Thermalplankton versetzt sind. Für stressige Situationen im Job oder auf Flugreisen sind auch Ther-

malwassersprays ideal, die über das Make-up gesprüht werden können. Sie beruhigen hektische Haut sozusagen auf einen Zisch und spenden zudem viel Feuchtigkeit.

Schlamm

Wenn die Haut schuppt, schnell verhornt oder immer wieder zu Unreinheiten neigt, sollten Sie einmal Schmuddelkind spielen. Meeresschlamm oder Schlick enthält einen hohen Anteil an Eisensulfid. Das macht ihn extrem beruhigend und selbst für hypersensible Haut verträglich. Außerdem regt Schlick den Blut- und Lymphstrom an, Schwellungen gehen zurück, die Durchblutung wird angekurbelt.

Der Beauty-Brei aus der Tiefe ist reich an Mineralien, Spurenelementen, Keratin und Nährstoffen, die sich im Laufe von Jahrhunderten auf dem Meeresgrund abgelagert haben. Keine Angst vor Schadstoffen, der Schlamm wird entweder weit vor der Küste abgebaut, wo das Meer noch weitgehend unbelastet ist, oder von speziellen, hoch liegenden Wattfeldern geerntet, die schon längere Zeit nicht mehr vom Meer bedeckt sind. Zusätzlich wird der Schlick immer einem speziellen, kom-

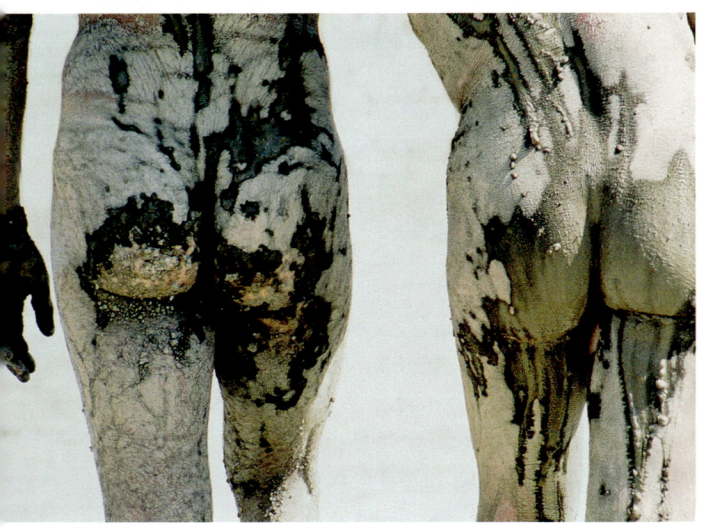

Dreckig machen erlaubt: Eine Schlammanwendung bringt Ihnen eine Kindheitserinnerung zurück …

plizierten Extraktionsverfahren unterzogen. So bleiben nur die reinen, biologisch wirksamen Bestandteile zurück. Dieses Meeresschlickkonzentrat wirkt wie ein Biostimulator auf die Aktivität der Hautzellen und stärkt die Haut im Kampf gegen freie Radikale, die eine vorzeitige Alterung und einen Elastizitätsverlust bewirken.

Zusatzstoffe

Um die Wirksamkeit zu steigern, sind Schlamm- und Schlickprodukte oft mit Wirkstoffen wie Kollagen, Aloe vera, Panthenol, Jojobaöl oder ätherischen Ölen versetzt. Meeresschlick ist meist in Masken und Packungen für Gesicht und Körper enthalten. Am besten sollten sie vor dem Duschen dick auf den ganzen Körper oder auf Problemzonen wie Hals, Dekolletee, Rücken, Ellbogen und Beine aufgetragen werden. Lassen Sie sie 10 Minuten einwirken, und spülen Sie sie mit viel lauwarmem Wasser ab. Kleine Unreinheiten verschwinden, verhornte Hautpartikel werden gelöst, die Haut erscheint rosig, ist seidenweich und wirkt straffer.

Fettige, unempfindlichere Haut verträgt eine Schlammmaske ca. 2- bis 3-mal pro Woche, normale bis empfindliche Haut 1-mal pro Woche. Wichtig ist es, die Haut hinterher mit einem dem Hauttyp entsprechenden Produkt gut einzucremen, weil der Schlick eine leicht austrocknende Wirkung hat.

Feine Früchtchen für die Haut

Sie essen gerne gut? Dann sollten Sie auch Ihrer Haut von Zeit zu Zeit einen kleinen Leckerbissen gönnen. Beispielsweise eine Portion Kaviar, eingebettet in eine zarte Gesichtscreme, Ampulle oder in ein Make-up. Die Eier des Störs liefern nämlich einen Super-Wirkstoff-Mix für die Haut.

Sie enthalten Lipide, Vitamine und Spurenelemente, die unterstützend in den Zellstoffwechsel eingreifen. Die Durchblutung der Haut wird normalisiert, die Zellerneuerung begünstigt. Zu Rötungen neigende Haut wird besänftigt, Stauungen und Schwellungen, beispielsweise unter den Augen, lösen sich in Wohlgefallen auf.

Doch die Forschung hat noch mehr in Sachen Meer in petto. Schaltiere, genauer deren Panzer, enthalten einen Chitin-Eiweiß-Komplex, aus dem man im Labor Chitosan herstellt, in der Medizin schon länger als guter Wundheiler bekannt. Chitosan ist ein toller Feuchtigkeitsspender, ähnlich wie die wesentlich teurere, synthetisch hergestellte Hyaluronsäure. Enthalten ist Chitosan in einzelnen Cremes, aber auch in kompletten Pflegeserien.

Vom Feinsten

Auch Austernextrakte in Cremes wirken ausgleichend auf die Talgproduktion der Haut und sind daher sowohl für trockene als auch für fettige Haut geeignet. Die Eiweiße, Vitamine und Spurenelemente der Austern helfen beim Zellwachstum und regen die Durchblutung an. Außerdem entschlacken sie die Haut.

Nicht ganz so nobel wie Kaviar und Austern, aber sehr wirkungsvoll ist Fischöl. Es kann innerlich angewendet in Form von Kapseln, beispielsweise vom Lachs, für eine größere Elastizität und Festigkeit der Haut sorgen. Fischölkapseln enthalten neben wertvollen mehrfach ungesättigten Fettsäuren (Omega-3-Fettsäuren) Vitamine und pflanzliche Ceramide, die den Wasserhaushalt der Haut regulieren. Positiver Nebeneffekt: Lachsfette machen glücklich. Wissenschaftler der Universität Antwerpen vermuten, dass die langkettigen Omega-3-Fettsäuren im Lachs über Reglerstoffe schlechte Laune und depressive Verstimmungen vertreiben können.

Bei Farbzusätzen für das Badewasser sollten Sie unbedingt die Gebrauchsanweisung beachten, da sie sonst Spuren auf Handtüchern oder Badematten hinterlassen können.

Abtauchen in der Wanne

Nach Hause kommen, die Tür hinter sich und dem Alltagsstress schließen – und ab in die Wanne. Was gibt's Schöneres nach einem anstrengenden Tag im Job? Doch Bad ist nicht gleich Bad. Gegen Verspannungen helfen herrlich sprudelnde Badetabletten, mit einem Farbbad sehen Sie den Alltag plötzlich wie durch eine rosarote Brille, und trockene Haut freut sich über ein pflegendes Ölbad. Was darf's denn sein?

Brausepulverprickel

Sie haben den ganzen Tag am Computer gehockt? Und Wirbelsäule und Nacken fühlen sich ganz verspannt im Hier und Jetzt an? Dann holen Sie sich doch einen kleinen sprudelnden Freund in die Wanne. Badetabletten mit aktivem Sauerstoff und ätherischen Ölen aus Minze, Orange oder Zitrone verwandeln die Wanne blitzschnell in einen Whirlpool. Sie regen den Kreislauf an, steigern die Durchblutung der Haut und lindern Muskelverspannungen. Tipp: am besten direkt unter dem Rücken in der Wanne platzieren, so ist der Entspannungseffekt am größten.

Buntbäder

Alles so schön bunt hier: Farbbäder verwandeln jede schlicht-weiße Nasszelle in ein Meer aus Farbe. Die Nuance sollten Sie je nach Stimmung wählen: Grün macht gelassen und seelenruhig, Blau und Indigo beruhigen und senken den Blutdruck, Rot spendet neue Energie, Gelb und Orange sorgen für richtig gute Laune und helfen auch gegen einen kleinen Liebeskummer-Blues.

Unterstützt wird die Wirkung der Farben in den Buntbädern noch durch ätherische Öle wie Sandelholz (sinnlich-beruhigend), Ylang-Ylang (stimmt

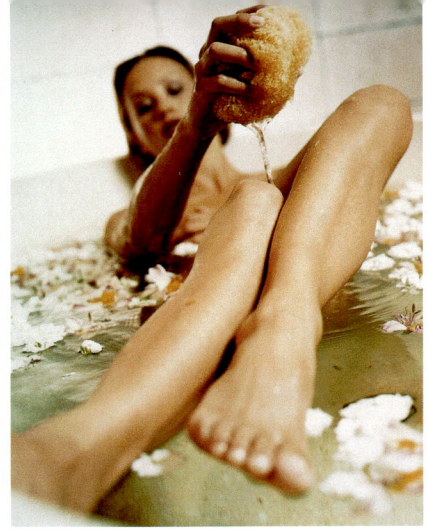

Ob Kamillenblüten, ätherische Öle oder das gewisse prickelnde Etwas: Es gibt kaum etwas Entspannenderes als ein Bad in der heimischen Wanne.

sexy), Lavendel (beruhigend) oder Orange (stimmungsaufhellend). Nach der Farbtherapie wirken die unterschiedlichen Töne auf die sieben Energiezentren des Körpers (die so genannten Chakren). Befinden sich die Energien im Gleichgewicht, sind Körper und Seele gesund. Die Farben sollen dabei helfen, Defizite auszugleichen oder Überschüsse einzelner Energiezentren zu reduzieren. Tipp: Badetücher in den jeweils gewählten Farben unterstützen die Farbtherapie zusätzlich.

Relax-Wonne

Wenn Sie tagsüber so richtig unter Dampf gestanden haben, hilft abends ein Bad mit entspannenden ätherischen Ölen. Die Relax-Favoriten: Lavendel, Sandelholz, Mimose, Kamille, Baldrian oder Melisse. Wichtig ist allerdings, dass Sie nicht mehr als 10 Tropfen pro Wanne verwenden, da sonst Hautreizungen drohen. Gießen Sie die Öle bitte nicht einfach ins Was-

ser, sie schwimmen sonst auf der Wasseroberfläche. Besser ist es, das Öl in 1 Becher Sahne, 200 Gramm Vollmilch oder 3 Teelöffel Honig zu rühren. Es dient als Emulgator und sorgt dafür, dass sich das Öl mit dem Wasser verbindet. 15 bis 20 Minuten sind die ideale Badedauer. Danach am besten ab ins Bett – süße Träume ohne Schäfchenzählen garantiert.

Ach ja, falls Sie Ihren Liebsten wegen Dauerstress im Büro und permanenter Überstunden ein wenig bei Laune halten müssen: Gönnen Sie sich abends ein Bad zu zweit mit sinnlichen Essenzen wie z. B. Jasmin, Rose, Ylang-Ylang, Muskatellersalbei, Patschuli, Tonkabohne oder Tuberose. Der ideale I'm-so-sorry-Mix: 2 Tropfen Jasmin, 3 Tropfen Rose, 3 Tropfen Neroli und 3 Tropfen Sandelholz. Anwendung wie oben beschrieben.

Ölteppich

Kleine Pflegesünden zeigen sich leider meist schnell in Form von Reibeisenhaut an Oberarmen, Schienbeinen

Damit's wirkt

Bei einem Bad mit ätherischen Ölen sollten Sie zuerst das Wasser einlaufen lassen und die ätherischen Öle mit dem Emulgator ganz zum Schluss dazugeben, sonst verflüchtigen sie sich zu schnell, und die therapeutische Wirkung ist gleich Null.

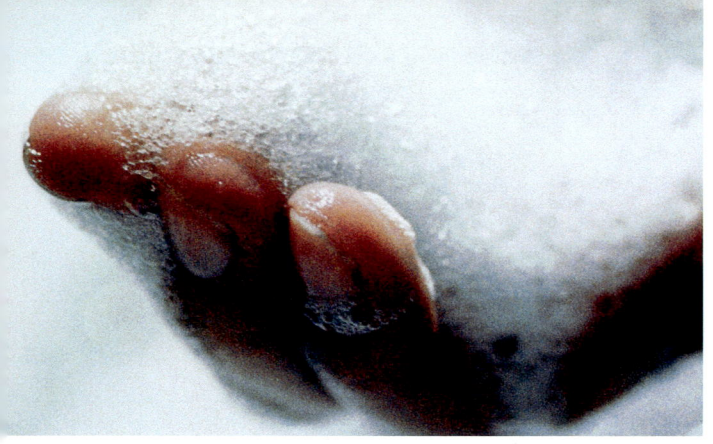

und Po. Baden Sie solche unattraktiven Krokostellen doch einfach weg – mit einem öligen Hautverwöhnbad. Entweder nehmen Sie dazu ein fertiges Ölbad aus der Flasche, oder Sie geben ungefähr 20 Tropfen Babyöl in die Badewanne.

Wichtig: nicht länger als 10 Minuten bei rund 36 °C in der Wanne bleiben und die Haut hinterher mit einem Badehandtuch nur zart abtupfen. Wenn Sie reiben, rubbeln Sie den zarten Pflegefilm auf der Haut nämlich gleich wieder ab.

Schaumschlacht

Für viele gehören Schaumberge bis zur Nasenspitze einfach zum Baden dazu. Besonders schön ist es, wenn die Bubbles noch zart nach Ihrem Lieblingsparfum duften. Kein Problem, zu den meisten Düften gibt es heute auch passende Badeserien. Keine Angst vor der Schaumschlacht bei trockener Haut: In fast allen schäumenden Badezusätzen sind pflegende Wirkstoffe, Feuchtigkeitsspender und rückfettende Öle enthalten.

Milchstraße

Ebenfalls eine saubere Sache: Milchbäder. Wie Ölbäder sind sie besonders mild und auch für sehr empfindliche Haut geeignet. Die enthaltene Milchsäure hilft außerdem, alte Hornschüppchen zu lösen und den Grauschleier von der Haut zu holen. Sie sollten sich allerdings hinterher gut eincremen.

Schnupfenkiller

Wenn Sie gestresst sind, sieht's meist auch in Sachen Immunsystem traurig aus. Grippeviren haben leichtes Spiel und schlagen – wie soll es anders sein – meist am Abend vor einem wichtigen Meeting zu.

Sie können allerdings versuchen, die Sache ohne chemische Keulen in den Griff zu bekommen. Auch hier helfen ätherische Öle, am besten Eukalyptus, Zeder, Cajeput, Kiefernnadel, Lavendel und Tea Tree. Für ein Antischnupfenbad mischen Sie je 10 Tropfen Zeder, Cajeput, Kiefernnadel und Lavendel in einem dunklen Glasfläschchen. Geben Sie 8 Tropfen dieser Grundmischung in etwas Milch, Sahne oder Honig, und rühren Sie das Ganze ins 37 bis 39 °C warme Badewasser. Bleiben Sie 10 Minuten in der Wanne, trocknen Sie sich gut ab, und gehen Sie am besten gleich ins Bett. Dieses Bad können Sie bei einer aufkommenden leichten Erkältung anwenden oder wenn alle um Sie herum in der Familie kränkeln. Wenn Sie allerdings unter hohem Fieber, starken Kopf- und Gliederschmerzen oder starken Halsschmerzen mit Schluckbeschwerden leiden, sollten Sie unbedingt zum Arzt gehen!

Body-Slimmer

Warmes Wasser allein macht noch keine gute Figur, aber es kann dabei helfen, dass Wirkstoffe aus Entschlackungsbädern besser und tiefer eindringen. Außerdem stimuliert die Wärme den Stoffwechsel und regt die Durchblutung an – die beste Voraussetzung für eine schöne, straffe Haut. Falls Sie selbst mixen wollen: Lassen Sie sich in der Apotheke oder im Kräu-

Für ein Bad sollten Sie sich Zeit nehmen. Einzig bestimmte Badezusätze wie beispielsweise Totes-Meer-Salz können die Badezeit auf 10 bis 15 Minuten begrenzen.

Kleiner Bade-Guide

Wenn Sie in der Wanne richtig entspannen wollen, sollten Sie einige Spielregeln für das Home-Spa beachten:

▶ Schalten Sie die Türklingel ab und den Anrufbeantworter an.

▶ Legen Sie sich ein großes und ein kleines Badehandtuch zurecht, am besten über der Heizung.

▶ Halten Sie Ihren schönsten und kuscheligsten Bademantel parat.

▶ Stellen Sie am Badewannenrand kleine Teelichter, auf dem Waschbecken oder Badezimmerschränkchen einen schönen Kerzenleuchter auf.

▶ Schrauben Sie grelle Glühlampen heraus, und installieren Sie stattdessen sanft getönte Glühlampen. Es gibt sie in Gelb, Orange, Rot, Grün oder Blau – je nach Stimmungslage.

▶ Stellen Sie sich einen leichten Spa-Snack zusammen, etwa Melonenschnitze, Litschis, Apfelspalten, asiatisches Reisgebäck. Das verhindert, dass der Kreislauf in der Wärme schlappmacht, belastet den Magen aber nicht unnötig.

▶ Gönnen Sie sich ein Glas Champagner oder Sekt. Fitnessfans können stattdessen auch eine Tasse grünen oder Rotbuschtee trinken – die gibt's inzwischen auch in verschiedenen Aromatisierungen (z. B. Vanille).

▶ Stellen Sie einen CD-Player an einer feuchtigkeitssicheren Stelle im Bad auf, legen Sie Ihre Lieblings-CD ein, und stellen Sie auf Continous Play.

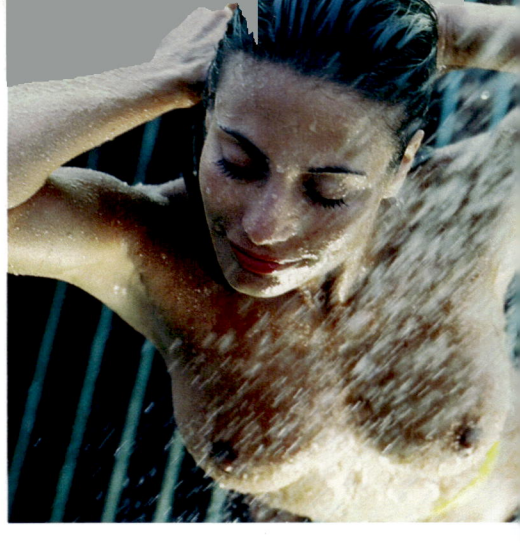

Es muss nicht immer die Wanne sein – auch das »Baden im Stehen« hat einiges zu bieten. Sie werden überrascht sein, was Sie mit etwas Fantasie aus Ihrer Dusche alles machen können.

terhaus zu gleichen Teilen getrocknete Kamille, Zitronengras, Rosmarin und Pfefferminzblätter mischen, und geben Sie zu Hause etwas frisch gehackten Ingwer dazu.

Die Kräutermischung geben Sie in ein dünnes Baumwoll- oder Mullsäckchen und hängen es wie einen Teebeutel unter dem Wasserhahn ins Badewasser. Lassen Sie die Mischung etwa

10 Minuten lang ziehen, und tauchen Sie für 15 Minuten in den Kräutertraum ein. Der Mix wirkt straffend, belebend, durchblutungsfördernd und entgiftend.

Fit unter der Brause

Nicht immer ist Zeit für eine ausgiebige Badezeremonie. Doch auch unter der Brause können Sie mehr als nur sauber werden. Mit ein paar Zutaten bekommt die Dusche im Nu Home-Spa-Qualität.

Straffer Strahl

Gegen Zellulite können Sie gleich beim Duschen etwas tun. Kalt-warme Wechselduschen kurbeln die Durchblutung an, straffen die Haut und helfen so gegen die lästigen Dellen an Oberschenkeln und Po.

Und so machen's die Profis: zuerst warm duschen, dann mit dem kalten Strahl an der Beinaußenseite von den Füßen bis zum Po hochfahren, zum Schluss über Arme und Oberkörper. Wenn Sie schon beim Gedanken daran schnattern: Hören Sie am Po auf, und fahren Sie mit dem Strahl an der Beininnenseite wieder herunter. Beinwechsel, anschließend die ganze Prozedur noch einmal mit warmem Wasser wiederholen. Sie sollten allerdings immer mit einem kalten Guss aufhören.

Wake-up-Call

Morgens um sieben ist die Welt bekanntlich noch in Ordnung. Schade, wenn Sie das nicht sehen können, weil Sie die Augen um diese Zeit noch nicht aufbekommen.

Eine Antizellulitedusche ist noch effektiver, wenn Sie ihr eine Antizellulitemassage folgen lassen.

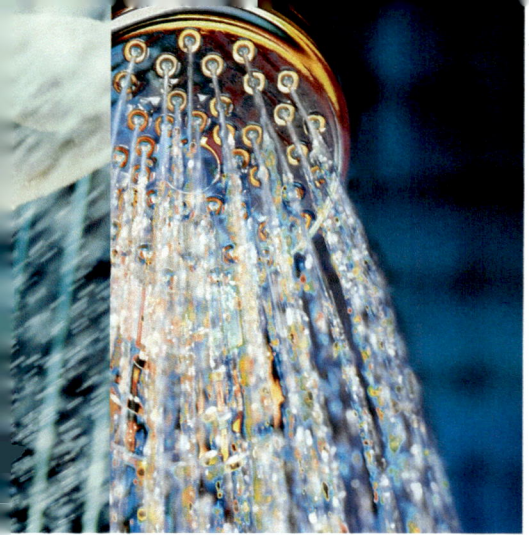

In diesem Fall greifen Sie doch einfach zum Wasserwecker in Form eines Brauseschaums. Duschgele mit Pfefferminze, Eukalyptus, Bergamotte, Orange oder Zitrone sorgen für den nötigen Kaltstart am Morgen und bringen Sie blitzschnell von Null auf Hundert. Die Aromen gehen über die Nase direkt in den ältesten Teil unseres Gehirns, in das so genannte limbische System. Meldet der Kopf »munter«, fühlen wir uns auch so.

Ebenfalls eine muntere Wahl ist Duschgel mit Menthol. Dies jagt Ihnen zunächst einen Frischeschauer über den Rücken und kühlt sogar noch eine ganze Zeit nach – ideal für heiße Sommertage, an denen man am liebsten ständig unter der kühlen Brause stehen würde.

Müdemacher

Schäfchenzählen, heiße Milch mit Honig, Baldrian: Gegen Schlaflosigkeit haben Sie schon viel versucht, und nichts hat geholfen? Dann versuchen

Sie es doch mal mit einer abendlichen Relax-Brause. Stellen Sie sich unter die Dusche, und drehen Sie den Duschstrahl langsam von warm bis heiß, so dass Sie die Temperatur gerade noch aushalten. Lassen Sie das Wasser ca. 3 Minuten lang auf die Nackenwirbel prasseln.

Die Massage des zentralen Nervenknotens nimmt buchstäblich alle Last von Ihren Schultern. Setzen Sie anschließend in Sachen Entspannung noch eins drauf: Geben Sie 1 bis 2 Tropfen ätherisches Lavendel- oder Zimtöl auf einen Waschhandschuh, und massieren Sie damit nach der Dusche die noch feuchte Haut an Nacken, Wirbelsäule, Busen und Nierengegend mit sanftem Druck. Danach können Sie froh sein, wenn Sie es überhaupt noch ins Bett schaffen.

Muskelkaterkiller

Die letzte Aerobic-Stunde spüren Sie noch drei Tage später? Falls ein fieser Faucher namens Muskelkater von Ihrem Gewebe Besitz ergriffen hat, helfen ebenfalls heiße Wasserspiele.

So geht's: Stellen Sie sich unter die Dusche, die Füße stehen etwa hüftbreit auseinander, die Knie sind leicht gebeugt. Lassen Sie warmes Wasser auf die Schultern regnen. Atmen Sie ein, und beugen Sie sich tief vor, Arme und Kopf dabei locker hängen lassen. Gehen Sie tief in die Knie, und atmen

Achtung: Manche Menschen reagieren auf Zimtöl allergisch. Wer sowieso eine sensible Haut hat, sollte Lavendelöl verwenden und nur einen Tropfen davon nehmen.

Badezimmerfallen –
schnell entschärft

Es muss ja nicht gleich der Fall eintreten, dass Sie eingeschäumt unter der Dusche stehen und das Wasser plötzlich abgestellt wird. Auch andere Badezimmerdesaster können so ihre Tücken haben. Hier die häufigsten Probleme – und ihre clevere Lösung.

▶ Duschgel alle? Nehmen Sie einfach Ihr Shampoo zum Duschen. Die meisten Shampoos sind heute so mild, dass sie die Körperhaut nicht austrocknen. Häufig enthalten sie feuchtigkeitsspendende Substanzen. Hände nur weg von Anti-Schuppen-Shampoos als Duschgelersatz. Sie enthalten aggressivere Wirkstoffe, die die Haut reizen könnten.

▶ Shampoo leer? Massieren Sie die Kopfhaut mit den Fingerspitzen, spülen Sie die Haare mit 1/2 Liter Apfelessig und zum Schluss mit kaltem Wasser. Diese Prozedur entfettet die Haare und gibt ihnen zusätzlichen Glanz. Die absolute Blitzlösung, wenn kein Shampoo mehr da ist: etwas losen Gesichtspuder auf den Ansatz stäuben, mit den Fingerspitzen einmassieren und gründlich ausbürsten. Trocknet den fettigen Ansatz ebenfalls aus.

▶ Conditioner aufgebraucht? Wenn die Spülung alle ist, hilft ein Blick in den Kühlschrank. Massieren Sie nach der Haarwäsche 4 Esslöffel Mayonnaise oder Joghurt oder 2 Eigelbe in die Haare. 10 bis 15 Minuten einwirken lassen und gründlich ausspülen. Macht die Haare leicht kämmbar, glänzend und geschmeidig.

▶ Die Haare sehen struppig aus? Waschen Sie die Haare wie gewohnt, massieren Sie dann einen Conditioner ein, und setzen Sie eine Plastikduschhaube auf, während Sie unter der Brause stehen. Durch das feuchtwarme Klima unter der Haube dringen die Wirkstoffe besonders gut in die Haare ein. Zum Schluss gründlich ausspülen.

▶ Rasierschaum alle? Nehmen Sie Ihren Haar-Conditioner, um die Härchen auf die Rasur vorzubereiten. Damit gleitet die Klinge des Rasierers ähnlich gut wie mit Rasierschaum.

▶ Noch Stoppeln nach dem Rasieren? Lassen Sie vor der nächsten Rasur die Haut erst einmal 5 Minuten in der Wanne oder unter der Dusche einweichen, bevor Sie mit einschneidenden Maßnahmen beginnen. Die Haarfollikel werden so weicher, das Haar lässt sich effektiver rasieren.

Apfelessig ist übrigens auch ein prima Mittel gegen Schuppen: Apfelessig erwärmen, auf die Kopfhaut auftragen, Duschhaube und Handtuch über den Kopf stülpen und 1 Stunde einwirken lassen. Anschließend mit Shampoo auswaschen.

Sie dabei kräftig durch den Mund aus. Richten Sie sich wieder auf, und atmen Sie dabei wieder ein. Dann kommt der Rücken dran. Richten Sie den Duschstrahl auf das Kreuz, und beugen Sie die Knie leicht. Atmen Sie aus, und machen Sie einen Katzenbuckel. Senken Sie den Kopf, atmen Sie dabei ein. Gehen Sie ins Hohlkreuz, und heben Sie den Kopf. 5-mal hintereinander.

Pflegewasser

Wasser macht die Haut nicht nur nass, sondern – im Übermaß – auch trocken. Gerade wer häufig duscht, hat auch häufig unter Reibeisenhaut zu leiden. Dagegen helfen Duschöle und -cremes. Sie enthalten bis zu 50 Prozent natürliche Öle, einige auch den Zusatzstoff Chitin aus dem Panzer der Krustentiere. Er bewirkt, dass die Haut besonders viel Feuchtigkeit speichern kann. Wundern Sie sich nicht, dass Duschöle und -cremes kaum schäumen. Sie enthalten sehr wenige waschaktive Substanzen, und gerade das macht ihren besonderen Pflegeeffekt aus. Tupfen Sie die Haut nach einer Öldusche nur sanft mit dem Handtuch ab, sonst rubbeln Sie den pflegenden Fettfilm gleich wieder ab.

Meeresbrise

Gischt, Brandung, salzige Luft: Ein Spaziergang am Meer pustet Body & Soul so richtig durch.

Holen Sie sich einfach ein bisschen was von diesem Brausepulver-Feeling nach Hause. Spezielle Duschköpfe mit Einlegetabletten verwöhnen die Haut schon beim Duschen mit Meeresmineralien und Sauerstoffionen.

Ebenfalls ein tolles Gefühl vermitteln Duschköpfe, die das Wasser aus der Leitung mit Luft auswirbeln. Die einfachste Lösung ist ein Duschkopf, der sich mit einem Dreh vom zarten Brausestrahl aus vielen feinen Düsen bis zum kräftigen Massagestrahl einstellen lässt – was heute in vielen Bädern schon fast zum Standard gehört.

Rubbel-Los

Schlagen Sie beim Duschen doch mal zwei Fliegen mit einer Klappe. Statt jeden Tag den Körper umständlich mit Luffaschwamm oder Massagehandschuh abzurubbeln, können Sie auch zum Duschgel mit integrierten Peelingkörnchen greifen. Sie sind etwas gröber als die Körnchen in den Peelingcremes fürs Gesicht, weil die Körperhaut wesentlich robuster ist.

Für einen zusätzlichen Pflegekick sorgen integrierte Pflanzenöle, etwa aus Sesam oder Jojoba. Besonders sanft sind übrigens Duschgele mit Fruchtsäuren. Sie lösen alte Hornschüppchen ganz sanft ohne Rubbeleffekt. Sie sind ideal beispielsweise für empfindlichere Körperpartien wie Hals oder Dekolletee.

Sesamöl regt den Stoffwechsel an und wirkt erwärmend; es ist deshalb bestens zur Vorbeugung gegen Thrombose geeignet.

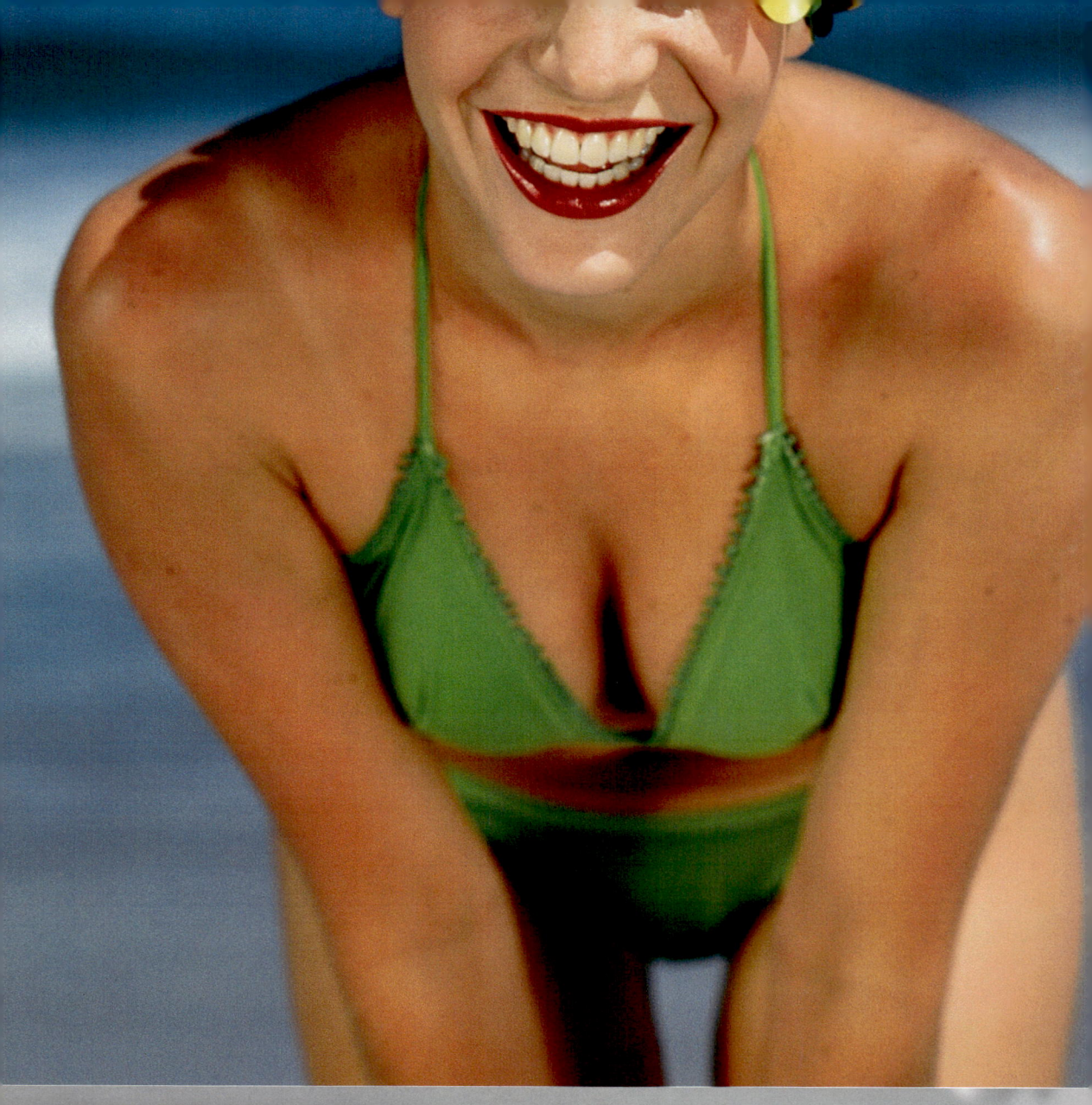

Es ist nichts als Wasser – und kann doch so viel
für Haut und Haar tun! Mit den richtigen Pflegeprodukten können Sie nach Herzenslust rubbeln,
salben, shampoonieren – oder den Partner mit einer
Gesichtsmaske erschrecken …

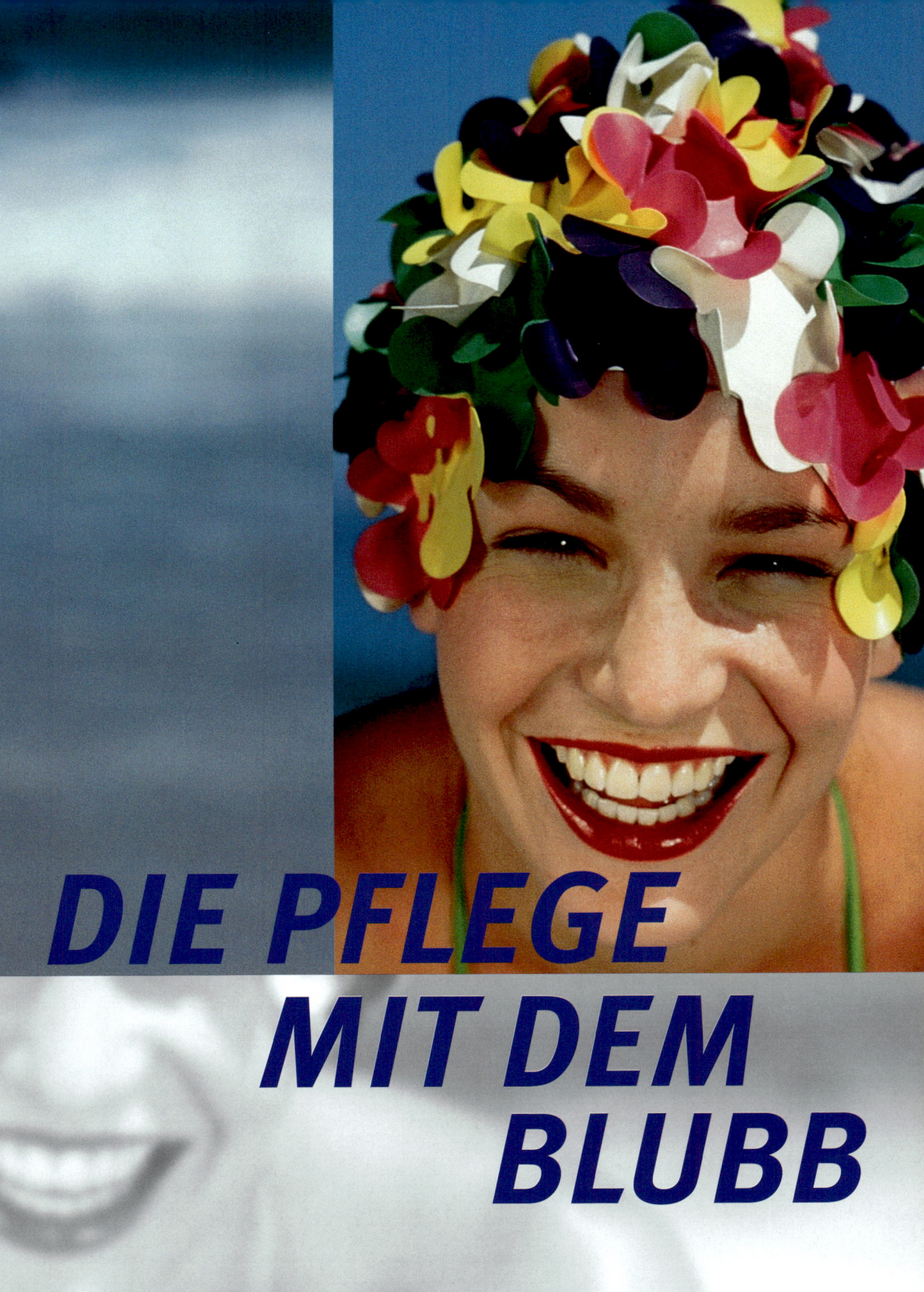

DIE PFLEGE MIT DEM BLUBB

Wasser auf unserer Haut

Klare Sache: Wasser ist unser wichtigstes Beauty-Elixier. Denn nicht nur die Erde besteht zu 70 Prozent daraus, sondern auch unser Körper.

Wasser hilft beim reibungslosen Funktionieren des Stoffwechsels, sorgt dafür, dass Schadstoffe aus dem Körper geschleust werden, und polstert die Haut von innen her auf. Bekommt der Körper zu wenig von diesem Beauty-Element, sieht man das der Haut leider als erstes an. Sie zeigt Knitterfältchen, spannt, wirkt fahl und müde. Füllen Sie Tanks deshalb regelmäßig auf. Mit der richtigen Pflege von der Reinigung über die Creme bis zum Make-up bekommt die Haut den nötigen Hydro-Kick.

Heiße Wasserspiele – Reinigung

Die Reinigung ist das A und O einer guten Gesichtspflege. Denn auf der Haut sammeln sich im Lauf des Tages (und auch in der Nacht) Fett, Schmutz, Staub und abgestorbene Hautschüppchen. Make-up und Puder tun ein Übriges. Diese Mixtur muss erst einmal runter von der Haut, damit Wirkstoffe aus Cremes, Masken und Ampullen überhaupt wirken können. Je nach Hauttyp gibt es unterschiedliche Möglichkeiten, um die Haut porentief sauber zu bekommen.

Bei der Gesichtsreinigung sollten Sie die Augenpartie natürlich aussparen, da die Haut um die Augen besonders empfindlich ist. Hier empfiehlt sich ein spezieller Augen-Make-up-Entferner, z. B. mit Kamille.

Ganz soft – Reinigungsmilch & Reinigungscreme

Die kleinen Softies unter den Gesichtsreinigungsprodukten sind ideal für trockene, normale und sensible Haut. Sie entfernen besonders gut fettlöslichen Schmutz und sind daher für Frauen, die gerne Make-up tragen, die idealen Verbündeten.

Reinigungsmilch und Reinigungscremes werden grundsätzlich auf die trockene Haut aufgetragen und ungefähr 30 Sekunden in sanft kreisenden Bewegungen einmassiert. Erst auf diese Weise verbindet sich das Reinigungsprodukt mit Make-up und Hautfetten. Zum Abnehmen verwenden Sie am besten einen leicht angefeuchteten Wattepad oder ein Reinigungsschwämmchen. Reste waschen Sie mit viel lauwarmem Wasser ab.

Wichtig ist außerdem, dass Sie bei der Reinigung immer Hals und Dekolletee mit einbeziehen. Reinigungsmilch und Reinigungscremes schäumen nicht, weil sie meist frei sind von so genannten waschaktiven Substanzen. Dafür enthalten sie jede Menge rückfettende Pflanzenöle und viele effektive Feuchtigkeitsspender wie beispielsweise Aloe vera, Hyaluronsäure oder Algenextrakte.

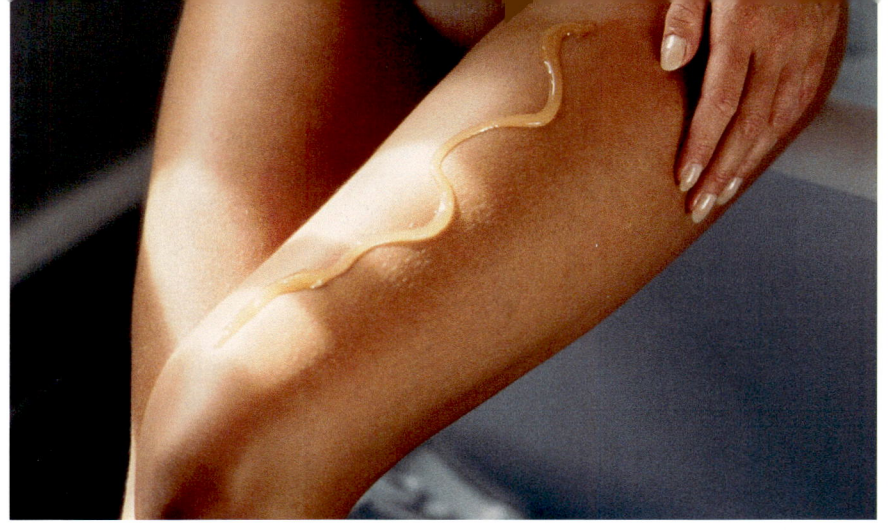

Nach der Reinigung braucht die Haut Pflege. Vergessen Sie dabei auch sonst eher vernachlässigte Körperpartien nicht.

Ganz sauber – Reinigungsschaum

Wer die Reinigung mit viel Wasser liebt, kommt mit Reinigungsschaum auf seine Kosten. Er ist ideal für Frauen mit normaler und mit Mischhaut. Aufgeschäumt wird er in der Hand mit etwas Wasser. Anschließend wird er auf die feuchte Haut massiert. Wer mag, kann den Effekt noch steigern und den Schaum mit einem feuchten Gesichtsbürstchen aufs Gesicht auftragen. Das regt die Durchblutung an und wirkt wie ein sanftes Peeling. Achtung bei Couperose: hier allenfalls die T-Zone mit dem Bürstchen massieren, sonst können sich die roten Äderchen verstärken. Den Schaum zum Schluss mit viel lauwarmem Wasser abspülen, bei fettiger Haut darf das Wasser auch gerne etwas wärmer sein.

Ganz klar – Reinigungswasser

Noch eine relativ neue Erfindung der Kosmetikindustrie ist eine glasklare Flüssigkeit im Spender, die in einem Schritt die Haut und die Augen reinigt und zugleich wie ein Gesichtswasser klärt – und das alles ohne einen Tropfen Wasser. Reinigungswasser ist praktisch, wenn's abends mal schnell gehen muss oder auch auf Reisen.

Ganz glänzend – Reinigungsöl

Reinigungsöl wird nur von wenigen Herstellern angeboten, und zwar meist in einem Zwei-Phasen-Reinigungssystem zusammen mit einer Reinigungsmilch.

Viele Frauen schwören drauf, weil es selbst stärkstes Make-up ohne Probleme löst. Das Reinigungsöl wird auf die trockene Haut aufgetragen, eine Minute lang einmassiert und dann mit viel Wasser abgespült. Danach nimmt die aufgeschäumte Reinigungsmilch letzte Reste von Öl und Make-up ab. Das Ergebnis: eine wirklich porentief reine Haut, die aber nicht spannt, sondern sich ganz seidig und glatt anfühlt. Morgens benutzt man dann nur die Reinigungsmilch.

Ganz schaumig – Waschgel & Waschlotion

Wer unter fettiger oder sogar unreiner Haut leidet, ist mit Waschgels und Waschlotionen gut bedient. Sie werden auf der feuchten Haut aufgeschäumt und einfach mit viel Wasser abgespült. Sie enthalten meist hornlösende Wirkstoffe wie Salizyl-, Glykol- oder Milchsäure, außerdem antibakterielle Ingredienzen wie Zink, Kupfer oder Phlorogin sowie mattierende, beruhigende und porenverfeinernde Inhaltsstoffe wie Tonerde, Bisabolol, Hamamelis oder Süßholzextrakte.

Ganz schnell – Reinigungstücher

Auch noch eine relativ junge Reinigungsidee sind mit Reinigungslotion getränkte feuchte Tücher, die im Wisch-und-weg-Prinzip den Schmutz von der Haut nehmen. Sie entfernen sogar Augen- und Lippen-Make-up. Meist ist sogar das Gesichtswasser gleich eingebaut.

Noch etwas neuer sind Gesichtsreinigungstücher, die mit Wasser angefeuchtet werden müssen und dann mit den Händen aufgeschäumt werden. Sie haben zwei Seiten: eine robustere fürs Gesicht und eine weichere für die Augen. Benutzt werden sie wie ein Waschlappen, hinterher wird das Gesicht einfach mit klarem Wasser abgespült. Ob Sie diese Tücher zur täg-lichen Reinigung verwenden wollen, müssen Sie selbst entscheiden. Auf Reisen im Flugzeug oder in der Bahn sind sie auf jeden Fall sehr praktisch.

Ganz fest – Seifen & Syndets

Normale Handwaschseife, am besten noch angenehm parfümiert, sollten Sie Ihrem Gesicht besser nicht zumuten. Echte Seifen sind nämlich stark alkalisch und können den Säuregehalt der Haut negativ beeinflussen. Sie kann darauf mit Spannungsgefühl, Juckreiz, Rötungen, Pickelchen und sogar Allergien reagieren. Wer kein Make-up trägt und eine normale, junge Haut hat, kann zum Waschen Babyseife verwenden. Sie enthält pflegende Substanzen wie Lanolin, pflanzliche Öle und Milchproteine.

Für normale, fettige und Mischhaut sind so genannte Syndets ideal. Sie enthalten nur wenige, dafür aber sehr verträgliche Waschsubstanzen. Es gibt sie in Seifenform oder als flüssige Waschlotionen. Sie haben einen neutralen pH-Wert und erhalten daher den Säureschutzmantel der Haut.

Ganz flüssig – Gesichtswasser

Gesichtswasser ist kein überflüssiger Luxus, wie viele Frauen glauben. Es nimmt vielmehr letzte Reste vom Reinigungsprodukt von der Haut, neutralisiert sehr kalkhaltiges Wasser und kann je nach Inhaltsstoffen die Haut

Gesichtspflege einmal anders: Statt Gesichtswasser können Sie auch Hydrolate, wässrige Pflanzenauszüge, ausprobieren, z. B. Rosen- oder Hamameliswasser (gibt's in Apotheken).

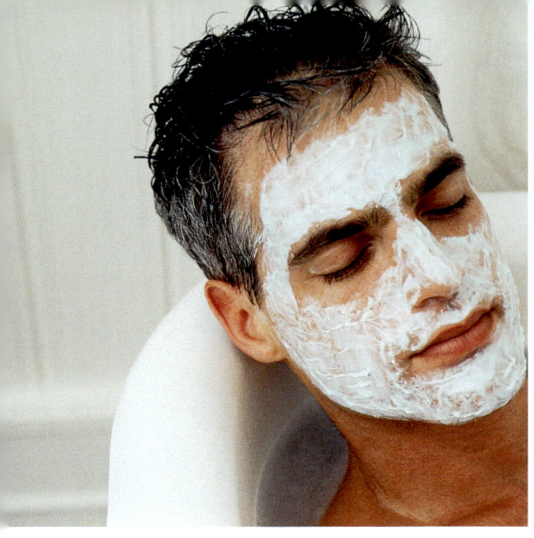

Peelingcremes fürs Gesicht haben schon lange Einzug ins Standardpflegeprogramm gehalten – nicht nur beim weiblichen Geschlecht …

beleben, die Poren verengen, beruhigen oder mattieren. Das Gesicht sollte nach der Reinigung trockengetupft werden, bevor Sie mit einem mit Gesichtswasser getränkten Wattepad sanft darüber streichen.

Wer immer wieder unter kleinen Unreinheiten in der T-Zone leidet: Es gibt in der Apotheke auch Gesichtswässer mit Alpha- und Beta-Hydroxy-Säuren (AHA / BHA). Sie haben eine keratolytische Wirkung, das bedeutet, dass sie überschüssige Hornschüppchen von der Haut lösen, die sonst zu Mitessern und Pickeln führen können. Diese Gesichtswässer haben meist zusätzlich einen höheren Alkoholgehalt und sollten nur lokal auf Zonen mit Unreinheiten getupft werden, da sie die übrige Haut zu stark austrocknen.

Ganz rein – Peelings

Nicht immer reicht die normale Reinigung der Haut aus. Jeden Tag werden Millionen alter Hornzellen abgestoßen. Manche werden mit der Reini-

gung entfernt, andere bleiben auf der Hautoberfläche kleben. Die Folge: Die Haut sieht stumpf, fahl und blass aus. Doch Sie können den Grauschleier lüften – mit einem Peeling.

Der Klassiker sind Rubbelcremes mit Peelingkörnchen aus Natursubstanzen wie gemahlenen Fruchtkernen, Walnussschalen oder Seesand. Da sie durch ihre natürliche Form manchmal etwas spitz und uneben sind, eignen sie sich eher für robustere Haut. Sensiblere Hauttypen sollten zu Peelingcremes mit winzigen Kunststoffkügelchen greifen, die schilfern alte Hornschüppchen zuverlässig und wesentlich sanfter ab.

Ganz ohne Rubbeleffekte und daher auch für hypersensible Haut geeignet sind Enzympeelings. Sie enthalten proteinlösende Enzyme, die alte und verhärtete Hautzellen entfernen. Gleichzeitig aktivieren sie die Zellneubildung. Oft arbeiten diese Enzyme in Kombination mit so genannten lipidoaktiven Enzymen, die überschüssigen Talg von der Haut lösen. Peelings werden immer auf der angefeuchteten Haut verwendet. Normale

No alcohol!

Apropos Gesichtswasser: Wer sehr empfindliche Haut hat, sollte ein Gesichtswasser mit wenig oder ganz ohne Alkohol verwenden. Normale, Mischhaut und fettige Haut verträgt einen höheren Alkoholanteil.

und fettige Haut verträgt die Rubbeleien 2- bis 3-mal pro Woche, sensibler Haut sollten Sie nur 1-mal pro Woche eine Tiefenreinigung gönnen.

Hydrotank – Creme

Nach einer gründlichen Reinigung ist der Weg frei für eine gute Pflegecreme. Die neuesten Produkte arbeiten in Sachen Wasser meist auf zwei Ebenen: Zum einen schleusen sie hautverwandte Feuchthaltefaktoren wie Zuckerverbindungen oder Glyzerin in die Haut, zum anderen geben Wirkstoffe wie Aloe vera, Hyaluronsäure, Harnstoff (Urea), Algenextrakte und Zeramide der Haut Hilfe zur Selbsthilfe. Sie sorgen dafür, dass die Schutzbarriere der Haut, der Hydro-Lipid-Mantel, intakt bleibt oder kitten vorhandene Bruchstellen. Denn erst ein funktionierender Schutzschild auf der Haut sorgt dafür, dass Feuchtigkeit länger in der Haut gespeichert bleibt.

Hallo Taxi!

Damit die Feuchtigkeitsspender und -binder möglichst lange in der Haut wirken können, haben sich die Wissenschaftler clevere Tricks ausgedacht. Sie koppeln die Wirkstoffe an winzige Transportsysteme wie z.B. Liposome,

Bereits im antiken Rom waren die gesundheitlichen Vorzüge des Wassers aus Thermalquellen bekannt.

Umwelteinflüsse, aber auch die natürliche Hautalterung machen den Schutzschild der Haut im Lauf der Zeit immer durchlässiger.

die von der Haut sofort als »Freunde« erkannt werden – so können die Wirkstoffe direkt zu ihrem Zielort gelangen und dort besonders gut wirken.

Andere Forscher setzen auf Wasser pur – aber was für welches! Thermalwasser etwa enthält besonders viele Silikate, die die Haut zart und weich machen. Außerdem beruhigt Thermalwasser hektische Haut auf das Feinste und wird daher in der Medizin sogar zur Behandlung von Hauterkrankungen wie Neurodermitis oder Schuppenflechte eingesetzt. Thermalwasser wird einigen Pflegeserien zugesetzt, es gibt aber auch reine Thermalwassersprays, die man immer in der Handtasche dabei haben kann. Rötungen, Juckreiz und Spannungsgefühl werden so auf einen Zisch gelindert.

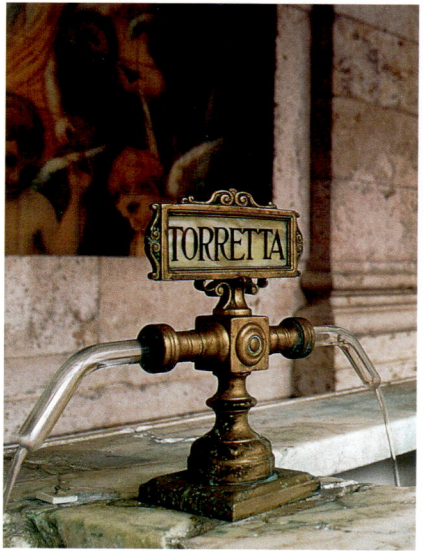

Feuchtigkeit
aus dem Gemüseladen

Selbst vor Anleihen bei Obst und Früchten machen die Kosmetikkonzerne nicht halt. So soll Tomatenwasser in einer Creme sehr trockene Haut intensiv befeuchten. Wissenschaftler haben herausgefunden, dass die im Tomatenwasser enthaltenen Stoffe exakt dem Hydro-Lipid-Film auf der menschlichen Haut entsprechen.

Interessant für die Kosmetikindustrie ist auch Orangenwasser. Es soll mit seinen Aminosäuren, Vitaminen, Mineralstoffen und Spurenelementen Feuchtigkeit in der Haut speichern.

Wasser aus der Tiefe

Auch Wasser aus sehr reinen, uralten Quellen, die teilweise völlig von Licht und Luft isoliert sind, eignet sich hervorragend zur Hautpflege.

So entdeckten Wissenschaftler 1992 am äußersten Ende der bretonischen Küste auf der Île Grande eine ganz besondere Quelle: ein Wasserreservoir in 22 Meter Tiefe in einer Spalte aus rosa Granit. Diese natürliche Quelle wird einerseits von sehr reinem Quellwasser, das aus der Granitrinde sprudelt, und andererseits von Ozeanwasser, das langsam durch den Sand gefiltert wird, gespeist. Die Untersuchungen dieses einzigartigen, von Licht und Luft völlig abgeschotteten Wassers ergaben, dass es einen besonders ausgewogenen Gehalt an Mineralien und Spurenelementen hat und in seiner Zusammensetzung fast mit dem Wasser in unserem Körper identisch ist.

Eingearbeitet in eine Gesichtscreme, kann es auf der Wasseroberfläche die Bildung von Lipiden anregen, die die Haut vor dem Austrocknen schützen. In der Tiefe der Haut fördert es den Zusammenhalt von Epidermis (Oberhaut) und Dermis (Lederhaut), was den Wasseraustausch erleichtert.

Amerikanische Beauty-Wissenschaftler setzen auf fossiles Wasser aus den Rocky Mountains. Es hat über Millionen von Jahren besonders viele Mineralstoffe aufgenommen und dadurch eine ganz spezielle Struktur bekommen. Es verdunstet besonders langsam und soll in Cremes die Haut über den ganzen Tag verteilt mit gleich viel Feuchtigkeit versorgen.

Power-Pack – Masken

Nach dem Urlaub ist die Haut meist besonders durstig. Normale Feuchtigkeitscreme saugt sie dann wie ein Schwamm auf – und ist immer noch nicht zufrieden. Gönnen Sie ihr in Trockenzeiten einen ganz besonderen

Aqua-Beauty

Immer mehr Kosmetikhersteller setzen bei ihren Reinigungs- und Pflegeprodukten auf H$_2$O und werben mit einem Frischekick, der 24 Stunden anhalten soll. Ob diese Produkte tatsächlich mehr Feuchtigkeit in der Haut speichern, ist bislang nicht bewiesen.

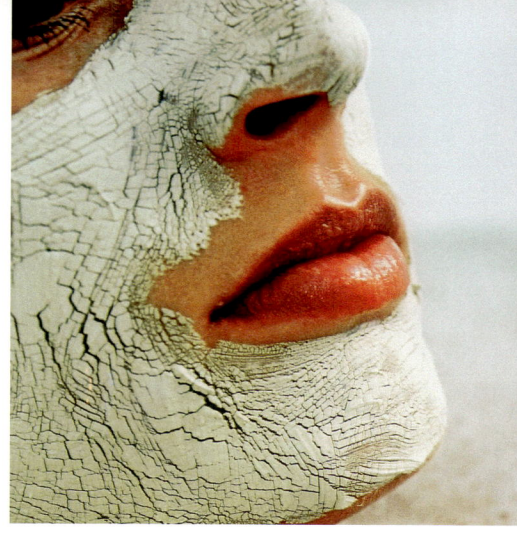

Nach der pflegenden Gesichtsmaske ist die Haut bereit für ein Make-up. Doch selbst dies erfüllt heute nicht nur dekorative Zwecke: Modernes Make-up versorgt die Haut rund um die Uhr mit Feuchtigkeit.

Wasser-Kick: entweder in Form von Feuchtigkeitsmasken oder als Ampullen. Sie enthalten Wirkstoffe in konzentrierter Dosis.

Eine Maske hat den zusätzlichen Vorteil, dass die Haut darunter »versiegelt« wird und so besonders aufnahmefähig für Wirkstoffe ist. Ampullen enthalten konzentrierte Wirkstoffe in Einmalportionen. Dadurch können sie auf Konservierungsstoffe verzichten, was besonders für sensible Haut gut ist. Wichtiger aber ist die flüssige Darreichungsform. Sie ermöglicht einen sehr hohen Wirkstoffgehalt. Die Wirkstofflösung, egal ob Serum oder Öl, wirkt sofort beim Auftragen auf der Haut, weil sie nicht erst aus der Cremegrundlage freigesetzt werden muss.

Wichtig: Masken und Ampullen gehören immer auf die sorgfältig gereinigte Haut.

Feuchtigkeitsmasken und Ampullen enthalten verschiedene Hydro-Substanzen, darunter Klassiker wie Algen, Harnstoff, Glukose, Aloe vera und Hyaluronsäure, aber auch exotische neue Substanzen wie z. B. Extrakte aus Kakteen, aus dem Lapachostrauch oder Weißdorn. Hinzu kommen noch reichhaltige Fette wie Sheabutter, Maiskern-, Avocado- oder Sojaöl. 10 bis 15 Minuten Einwirkzeit genügen meist

– und die Haut sieht wie neugeboren aus. Hinterher tupfen Sie die Reste der Maske mit einem Kosmetiktuch ab.

Auf eine Gesichtscreme können Sie nach einer Feuchtigkeitsmaske getrost verzichten. Eine Maske können Sie nach Bedarf ruhig mehrmals pro Woche anwenden, eine Ampulle sollten Sie eher wie eine Kur benutzen – mehrere Tage oder auch Wochen hintereinander. Falls Sie lieber selbst rühren, können Sie die folgenden Rezepte für Hydro-Masken ausprobieren. Mit etwas Glück haben Sie die Zutaten sogar bereits im Haus.

POWER-PEACH

1 Pfirsich • 2 EL Joghurt

1 EL Kamillentee

Den Pfirsich mit heißem Wasser überbrühen und etwas abkühlen lassen. Stein und Schale entfernen, Fruchtfleisch pürieren. Das Fruchtfleisch mit dem Joghurt und dem Kamillentee zu einem Brei verrühren und auf die gereinigte Haut auftragen. Die Maske

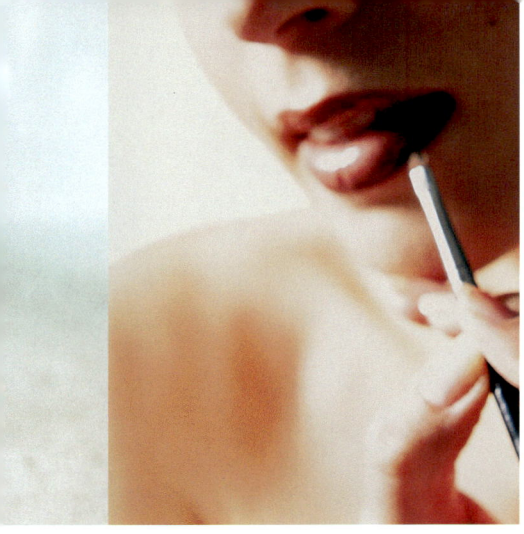

10 bis 15 Minuten einwirken lassen und dabei am besten relaxen. Mit viel lauwarmem Wasser abspülen und die Haut hinterher eincremen.

HYDRO-HONIG

1 EL flüssiger Honig • 1 Eigelb

2 EL Sahnequark • Haferflocken

Alle Zutaten zu einem Brei verrühren. Ist er zu dünnflüssig, können noch Haferflocken untergerührt werden. Die Maske auf das gereinigte Gesicht auftragen und sie 15 bis 20 Minuten einwirken lassen. Mit einem Kosmetiktuch abnehmen und die Reste mit lauwarmem Wasser gründlich abspülen. Danach die gewohnte Tages- oder Nachtcreme auftragen.

ALLES AVOCADO

1 Avocado • 1 TL flüssiger Honig

1 Eigelb • einige Tropfen Zitronensaft

3 EL Jojobaöl

Die Avocado entsteinen, vierteln und 1 Viertel mit einer Gabel zu einem Brei zerdrücken. Den Honig und einige

Spritzer Zitronensaft dazugeben. Das Eigelb mit der Gabel schaumig schlagen und unter den Avocadomix rühren. Das Jojobaöl nach und nach unter ständigem Rühren dazugeben. Etwas luftiger wird die Maske, wenn sie zum Schluss mit einem Mixer kurz aufgeschlagen wird. Den Avocadobrei mit einem dicken Pinsel auf Gesicht, Hals und Dekolletee auftragen. 20 Minuten einwirken lassen und mit viel lauwarmem Wasser abspülen. Die Maske ist so reichhaltig, dass eine Creme hinterher überflüssig ist.

Feuchtigkeit in Farbe – Make-up

Selbst dekorative Kosmetik kann heute mehr, als nur Farbe auf den Teint zu zaubern. Auch in Make-ups, Lidschatten, Lippenstiften oder Rouge steckt heute Feuchtigkeit pur.

Kompaktgrundierungen (im Döschen mit Schwamm) oder Make-up-Sticks bestehen oft zu einem Drittel aus Wasser. Der Vorteil besteht darin, dass beim Auftragen auf die Haut ein Teil des Wassers verdunstet, das erzeugt ein herrlich kühles Gefühl.

Nach demselben Prinzip funktionieren auch so genannte Cooling-Lidschatten. Oft ist noch Glyzerin als zusätzlicher Feuchtigkeitsspender eingebaut. Wichtig: Make-up-Produkte auf Wasserbasis immer gut verschließen, sonst trocknen sie aus und werden krümelig.

Avocados sind übrigens nicht nur gut für die Haut. Auch der Geist profitiert von den nahrhaften Früchten: Sie machen munter und fördern die Konzentrationsfähigkeit.

Haare in Hochform

Tägliches Haarewaschen ist nicht unbedingt nötig. Selbst wenn Sie glauben, schnell fettendes Haar zu haben, sollten Sie ihm ab und zu eine Waschpause gönnen – oft ist die tägliche Haarwäsche reine Gewohnheit.

Haare sind ein ganz besonderer Schmuck. Sind sie dicht, glänzend und füllig, fühlen wir uns schön, genießen bewundernde Blicke und streichen selbst mit der Hand gerne durch die Pracht. Doch die Realität sieht leider oft anders aus. Kolorationen und Dauerwellen machen die Haare spröde, glanzlos und brüchig. Und auch heiße Fönluft, scharfe Kämme und der ständige Einsatz von Lockenstäben, Wicklern & Co. führen schnell zu haarigen Problemen.

Das Repair-Programm

Besonders Wasser ist für die Haare von entscheidender Bedeutung. Die Haare selbst bestehen nämlich aus einem sehr wasserfreundlichen (hydrophilen) Material und enthalten zahlreiche »Andockplätze« für Wassermoleküle. Besonders aus feuchter Luft nimmt das Haar deshalb gierig Wasser auf. Frauen mit Naturlocken oder Dauerwellen kennen das Phänomen leider gut: Mühsam glatt gefönte Haare geraten aus der Form, krisseln und krausen bei feuchtem Wetter.

Allerdings saugen sich die Haare nicht wie ein Schwamm mit Wasser voll, sondern speichern das Wasser über schwache chemische Bindungen im Haar. Dieser Vorgang kann mit guten Haarpflegeprodukten unterstützt werden. Schon beim Haarefönen verlieren die Haare viel an Feuchtigkeit. Zum einen verdunstet durch die Fönhitze das außen am Haar haftende Wasser, zum anderen – je nach Hitze des Föns – auch ein Teil des im Haar gebundenen Wassers.

Selbst sich trocken anfühlendes Haar hat übrigens noch einen Feuchtigkeitsanteil von 15 Prozent. Mit der richtigen Haarpflege lässt sich dieser Anteil entscheidend erhöhen. Die Folge: Die Haare sehen glänzend aus, fühlen sich geschmeidig und seidig an. Und so sieht die richtige Pflege für trockenes, strapaziertes Haar aus.

Schaumschlacht – Shampoo

Benutzen Sie unbedingt ein Spezialshampoo aus einer Serie für trockenes Haar. Es enthält u. a. natürliche Nährstoffe wie Proteine, Vitamine und Mineralstoffe.

Einmal shampoonieren reicht in der Regel aus, sonst kann der schützende Fettmantel der Haare noch poröser werden. Geben Sie das Shampoo zuerst in die Handfläche, schäumen Sie es mit etwas Wasser auf, und massieren Sie diesen Mix dann in die Haare ein. Bei längeren Haaren reicht es meist aus, wenn Sie nur den Ansatz

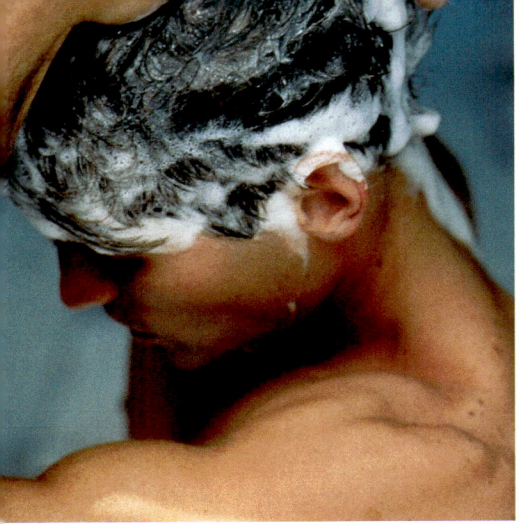

Wash and go? Schönes Haar erfordert leider doch einen etwas höheren Pflegeaufwand …

shampoonieren; der Schaum, der dabei herunterrinnt, genügt, um die ohnehin trockeneren Spitzen zu reinigen. Spülen Sie die Haare anschließend sehr gründlich aus, Shampooreste trocknen das Haar aus und machen es zudem strähnig.

Pflege light – Spülung & Conditioner

Bei trockenen, strapazierten Haaren sind Spülung oder Conditioner fast ein Must. Sie glätten die Schuppenschicht, schleusen Feuchtigkeit ins Haar, machen die Haare leichter kämmbar und sorgen somit insgesamt für tollen Glanz. Bei trockenen Haaren können Sie Spülung und Conditioner ruhig in das ganze Haar – abgesehen vom Ansatz – geben. Zwei bis drei Minuten einwirken lassen und – wichtig – genauso lange ausspülen. Massieren Sie danach die Kopfhaut sanft, das stimuliert die Talgdrüsentätigkeit, der schützende Fettmantel wird schneller wieder aufgebaut.

Pflege satt – Kur

Gönnen Sie Ihren trockenen Haaren einmal pro Woche eine Kur. Sie enthält Pflegestoffe in geballter Form, die für neue Feuchtigkeit und Geschmeidigkeit im Haar sorgen. Massieren Sie die Kur Strähne für Strähne sorgfältig ein. Besonders gut dringen die Wirkstoffe übrigens unter Wärmezufuhr ein. Versuchen Sie doch mal Folgendes: Fönen Sie die Haare mit der Kurpackung darin kurz an, geben Sie etwas Alufolie darüber, und decken Sie das Ganze noch mit einem angewärmten Handtuch ab. Lassen Sie die Kur nach Anleitung wirken, etwas länger schadet jedoch garantiert nicht. Zum Schluss sehr sorgfältig ausspülen und wie gewohnt frisieren.

Für Eilige

Inzwischen gibt es auch Blitzkuren, die ohne Einwirkzeit sofort wieder ausgewaschen werden, dank besonders kleiner Emulsionströpfchen jedoch sehr schnell ins Haarinnere dringen können. Und wenn gar keine Zeit ist: »Leave-In-Kuren« werden nach dem Waschen ins handtuchtrockene Haar gegeben und müssen überhaupt nicht mehr ausgespült werden.

Bei strapaziertem Haar empfiehlt sich eine Kur mit 15 Tropfen Rosenholzöl, je 5 Tropfen Geranien-, Sandelholz- und Lavendelöl sowie 50 Millitern Jojobaöl. 15 Minuten einwirken lassen und mit lauwarmem Wasser auswaschen.

Geheimtipp Zitronensaft?

Models schwärmen immer von dem wunderbar natürlichen Haaraufheller Zitronensaft plus Wodka. Der aggressive Mix hellt zwar in Kombination mit Sonnenlicht die Haare auf, macht sie aber gleichzeitig auch spröde. Deshalb: Hände weg von solchen Hausmittelchen! Greifen Sie lieber zu den folgenden selbst gemachten Feuchtigkeitsmasken für die Haare.

Es muss nicht immer die sündteure Kurpackung sein: Probieren Sie es doch einmal mit natürlichen Zutaten!

EI, EI, EI ...

1 – 2 Eigelbe (je nach Haarlänge)

1 EL Klettenwurzel- oder Jojobaöl

Das Öl leicht im Wasserbad oder in der Mikrowelle erwärmen und mit dem Eigelb verrühren. Die Mischung auf das leicht feuchte Haar auftragen und Strähne für Strähne einmassieren. Die Maske 20 bis 40 Minuten einwirken lassen. Zum Schluss Shampoo auf die Haare geben, gründlich einmassieren und die Mischung mit viel warmem Wasser auswaschen.

DOWN TO EARTH

4 EL Heilerde • 70 ml warmes Wasser

20 ml Mandelöl • 3 Tropfen Muskatellersalbeiöl • 5 Tropfen Lavendelöl

2 Tropfen Zedernöl

Heilerde, Wasser und Mandelöl mischen. Falls der Brei zu dünnflüssig ist, kann noch etwas Heilerdepulver untergerührt werden. Zum Schluss das Muskatellersalbei-, Lavendel- und Zedernöl dazugeben. Die herrlich duftende Mischung Strähne für Strähne auf die Haare auftragen und 20 Minuten einwirken lassen. Danach Shampoo direkt auf die Haare geben, einmassieren und mit Wasser ausspülen.

ÖL AUF UNSEREM KOPF

50 ml Mandel- oder Jojobaöl

5 Tropfen Zitronenöl

3 Tropfen Rosmarinöl

2 Tropfen Zypressenöl

Zitronen-, Rosmarin- und Zypressenöl mit dem Mandel- oder Jojobaöl verrühren, und den Mix auf das handtuchtrockene Haar geben. Das duftende Öl Strähne für Strähne ins Haar einmassieren. Die Packung am besten 60 Minuten einwirken lassen, anschließend Shampoo einmassieren und mit Wasser ausspülen.

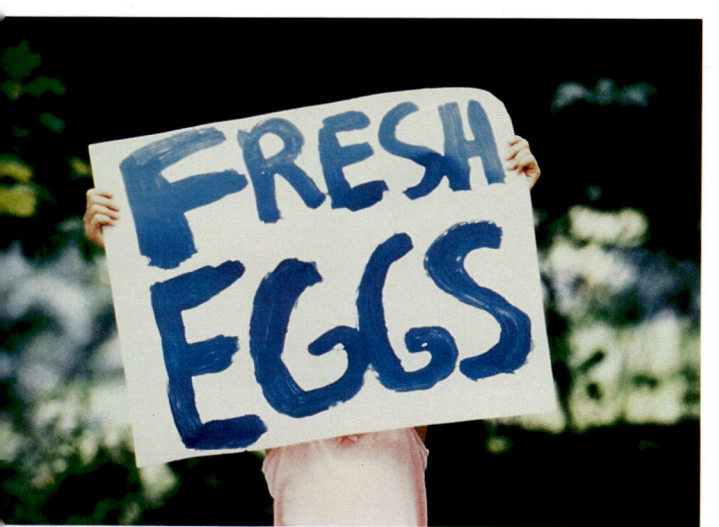

Was trockene Haare gar nicht mögen

▶ Zu heiße Fönluft: Halten Sie den Fön in mindestens 15 Zentimeter Abstand, und schalten Sie ihn maximal auf mittlere Wärmestufe.

▶ Haare klatschnass fönen: Trocknen Sie die Haare unter einem Handtuchturban vor. Denn je länger Sie Fönhitze ans Haar lassen, umso stärker trocknen die Haare aus.

▶ Sonne & Salz: Diese klassische Urlaubskombination bekommt schon robusten Haaren nicht sonderlich gut. Trockene, strapazierte Haare machen dabei jedoch komplett schlapp. Geben Sie deshalb vor dem Schwimmen im Meer (oder Pool – Chlor ist ebenfalls ein Haarkiller) eine Pflegespülung ins Haar, und stecken Sie sie hoch. Nach dem Baden einfach unter Süßwasser ausspülen.

▶ Kombipack Dauerwelle & Farbe: Zweimal Chemie an einem Tag – jeder seriöse Friseur wird von so viel Haarstress abraten. Denn sowohl Dauerwelle als auch Kolorationen rauen die Schuppenschicht der Haare auf, machen die Haare sensibler und eben auch trockener. Warten Sie zwischen Farbe und Locken deshalb unbedingt drei bis vier Wochen – Ihre Haare werden es Ihnen danken.

▶ Täglich Lockenstab & Co.: Lockenstäbe, Heizwickler oder gar Kreppeisen sind Gift für trockene Haare. Denn sie werden teilweise extrem heiß, liegen direkt auf dem Haar auf und beanspruchen die Haare außerdem noch mechanisch. Wenn Sie auf Stylinghilfen stehen: Besser und schonender sind Klettwickler und Rundbürsten.

▶ Billige Kämme & Bürsten: Sehr preiswerte Kämme haben oft billige Pressnähte und können die Haare regelrecht aufschlitzen. Das gilt auch für Bürsten mit Plastikborsten oder offenen Metallborsten. Gönnen Sie sich eine Bürste mit Naturborsten, haarschonend sind auch Horn- oder Holzkämme.

▶ Blondierungen: Extrem zu erblonden ist so ziemlich das Stressigste, was man seinem Haar antun kann. Denn eine Blondierung zieht mit einer Power-Ladung an Chemie alle natürlichen Farbpigmente aus dem Haar – nur so sind Nuancen wie Platin- oder Weißblond überhaupt zu erreichen. Wer das häufiger machen lässt, riskiert Haare, die in ihrer Struktur irgendwann einmal Zuckerwatte ähneln …

Auf Stylinghilfen à la Hollywood sollten Sie verzichten. Lockenstäbe und Kreppeisen zaubern zwar die ersehnten Curls, fügen dem Haar auf Dauer jedoch irreparable Schäden zu.

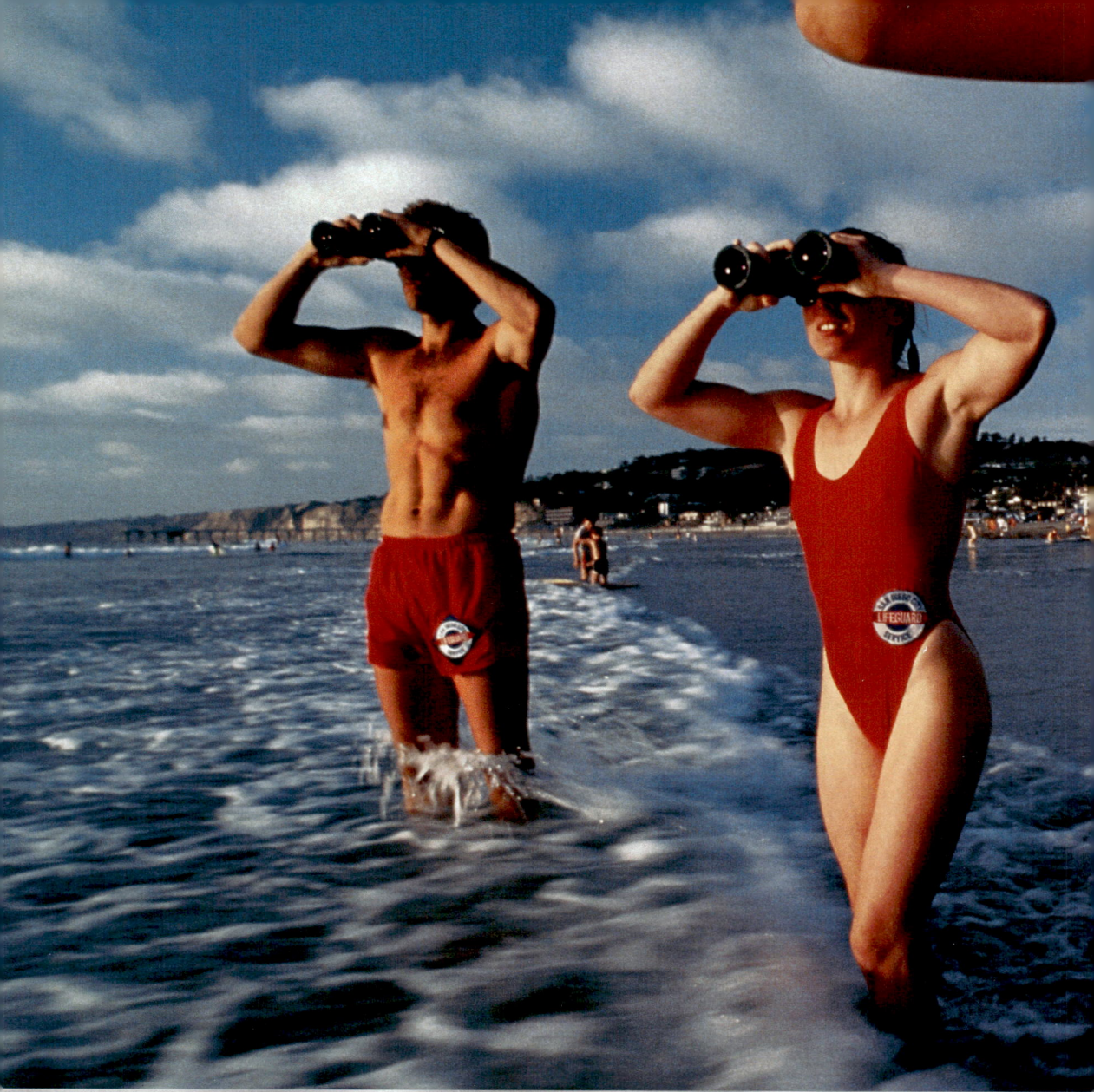

Schon lang ist's bekannt, dass sich Wasser in Form von Dampfbädern oder Wickeln hervorragend als Onkel Doktor bewährt hat. Auch vorbeugend kann man mit Wasser viel für die Gesundheit tun. Beispielsweise in der Sauna. Und – ach ja! – Wasser kann man natürlich auch trinken …

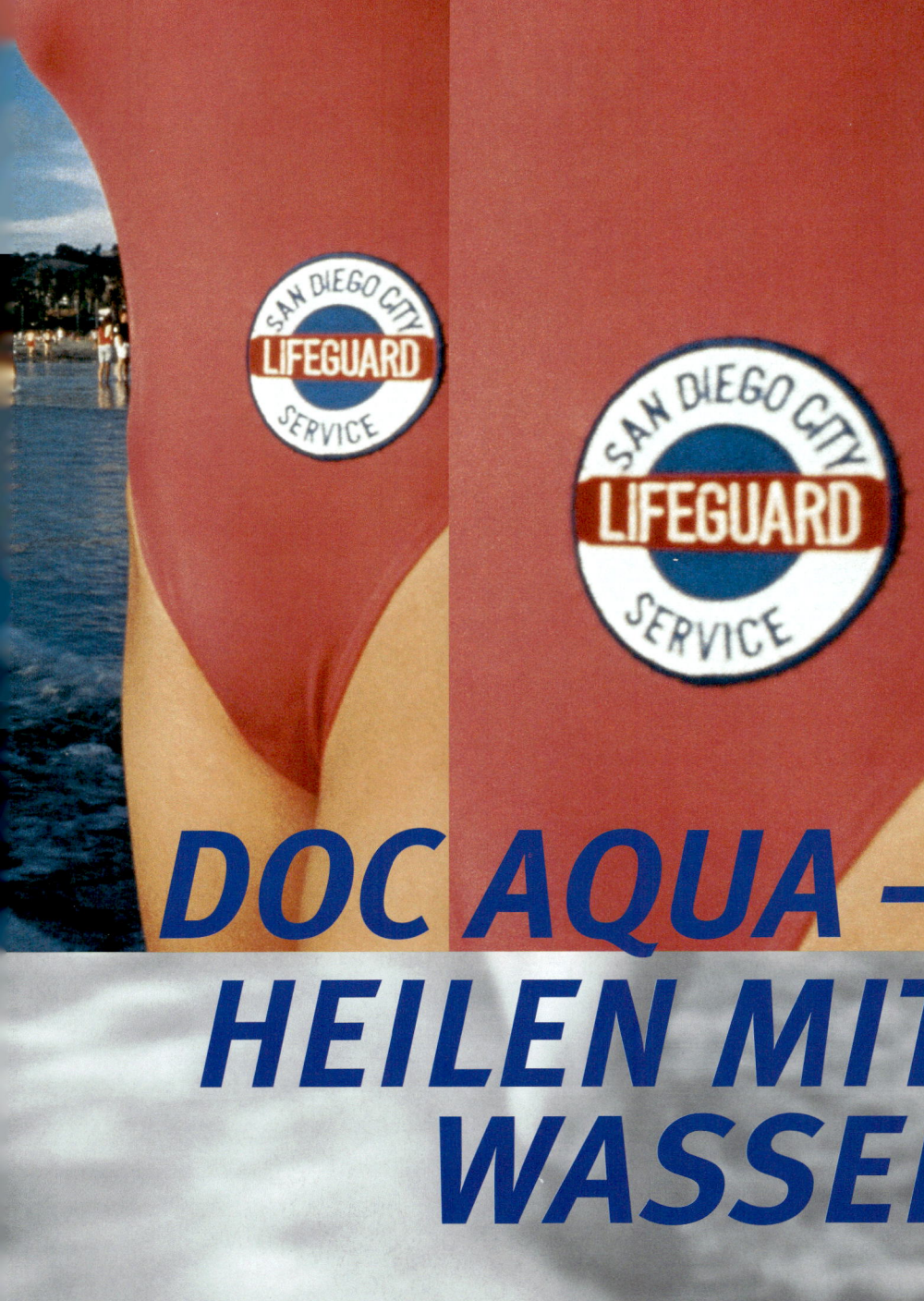

DOC AQUA –
HEILEN MIT
WASSER

Dampfbäder, Kompressen & Wickel

Alles über Sauna, Dampfbad & Co. erfahren Sie in Margot Hellmiß' »Fit in der Sauna«, das ebenfalls im Südwest Verlag erschienen ist (siehe Seite 111).

Wasser macht nicht nur fit und schön, sondern es hilft sogar heilen. Der gute Pfarrer Kneipp wusste das schon vor vielen Jahren, und seine Wechselbäder sind auch heute noch aktuell.

Doch damit nicht genug: Auch Dampfbäder, Sauna, Wraps und nicht zuletzt ein kräftiger Schluck aus der Wasserflasche stärken das Immunsystem, machen Schlacken Beine und bringen Body & Soul wieder ins Gleichgewicht. Dampfbäder, Gesichtsdampfbäder und Kompressen haben alle eins gemeinsam: Sie kurbeln die Durchblutung an, bringen die Schweißdrüsen in Wallung und schleusen Giftstoffe aus dem Körper.

Dampfbad

Sie sind die feuchten Schwestern der Sauna und heißen russisch-römisches Dampfbad, osmanisches Bad oder Dampfgrotte. Im Dampfbad herrschen Temperaturen zwischen 40 und 50 °C. Hinzu kommt eine Luftfeuchtigkeit von fast 100 Prozent – da kullern die Schweißperlchen schon nach wenigen Minuten über die Haut.

Dampf machen im wahrsten Sinne des Wortes Wasseraufgüsse auf heißen Steinen oder spezielle Dampfkessel. In vielen Dampfbädern schweben Düfte von ätherischen Ölen durch den Raum. Das riecht nicht nur gut, sondern hat über das limbische System im Gehirn auch durchaus Einfluss auf das Wohlbefinden. So helfen Eukalyptus und Fichtennadeln, wenn's im Hals kratzt, und Zitrusöle wie Bergamotte, Neroli oder Grapefruit sorgen für gute Laune und hellen die Stimmung an trüben Wintertagen auf. Rosenduft entspannt und hilft gegen Ängste, Ylang-Ylang sorgt für sinnliche Gedanken, und Pfefferminze entspannt die Muskulatur.

Ins Dampfbad geht man immer ohne Handtuch. Die Sitzbank aus Kunststoff oder Kacheln spritzt man vorher mit einem Wasserschlauch ab. 15 bis 20 Minuten darf man im Schwitzkasten bleiben, danach sind eine kalte Dusche und eventuell ein Tauchbad angesagt.

Gesichtsdampfbad

Ein Gesichtsdampfbad kann man leicht selbst machen. Es wirkt wie eine Generalreinigung auf die Haut, löst abgestorbene Hautschüppchen, schluckt überschüssigen Talg und macht durch die feuchte Wärme buchstäblich porentief rein.

Ein Dampfbad regt die Durchblutung der Haut an, und auf den Hauttyp abgestimmte Kräuterzusätze verstär-

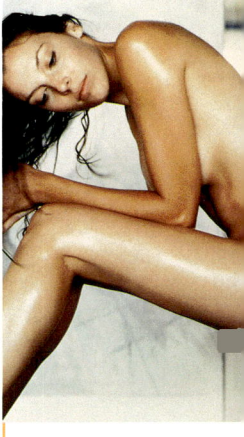

ken die Wirkung noch. Geeignet ist ein Gesichtsdampfbad für alle Hauttypen, lediglich Frauen mit Neigung zu Couperose (rote Äderchen) oder Rosacea sollten einen Bogen darum machen.

Geben Sie 1 Hand voll Blüten oder Kräuter in eine Schüssel, und überbrühen Sie sie mit 1 Liter kochendem Wasser. Beugen Sie Ihr Gesicht über den Dampf, und legen Sie ein Handtuch über den Kopf, damit die Wärme nicht so schnell entweichen kann. Je nach Hauttyp sollten Sie 2 bis 10 Minuten unter dem Tuch bleiben, danach tupfen Sie die feuchte Haut mit einem Kosmetiktuch trocken.

Hinterher ist es wichtig, dass Sie die Haut erfrischen. Schaufeln Sie sich viel kühles (eiskaltes nur bei robuster Haut) Wasser ins Gesicht, und trocknen Sie die Haut erneut gut ab.

Im Folgenden finden Sie eine kleine Auswahl an Kräutern für die verschiedenen Hauttypen. Die Kräuter und Blüten können Sie in Apotheken, Reformhäusern, Bio- und Kräuterläden kaufen.

▶ Trockene Haut: Fenchel, Kamille, Weißdorn
▶ Fettige, unreine Haut: Arnika, Brunnenkresse, Johanniskraut, Pfefferminze, Rosmarin, Salbei, Thymian
▶ Sensible Haut: Hamamelis, Lindenblüten, Petersilie, Rose
▶ Müde, fahle Haut: Borretsch und Melisse

Kompressen

Wer den Dampfnebel nicht so mag, hat eine heiße Alternative: die Kompresse. Das sind feuchtwarme (manchmal auch kalte) Auflagen, die die Haut ebenfalls durchbluten, aber auch gegen Schwellungen und Stauungen wirken. Kompressen werden meist in Kräutersud oder Hydrolaten (wässrige Pflanzenauszüge) getränkt. Außerdem brauchen Sie ein dünnes Leinen- oder Baumwolltuch, beispielsweise eine Stoffserviette.

Feel the heat Überbrühen Sie 1 Hand voll Thymian mit 1 Liter Wasser, lassen Sie den Tee 10 Minuten ziehen, und seihen Sie ihn ab. Tauchen Sie ein Tuch in den lauwarmen Sud, wringen Sie es aus, und legen Sie es aufs Gesicht. Wenn das Tuch ausgekühlt ist, nehmen Sie es ab, und tragen Sie die gewohnte Creme auf. Thymian wirkt desinfizierend und reinigend und ist daher für unreine, schlecht durchblutete Haut geeignet.

Durstlöscher Trockene Haut profitiert besonders von einer Lavendelkompresse. Überbrühen Sie die getrockneten Blüten wie oben beschrieben. Für eine stärkere Wirkung können Sie noch 1 bis 2 Tropfen ätherisches Lavendelöl in den Sud geben. Ein Tuch in den lauwarmen Sud tauchen, auswrin-

Die feuchte Wärme im Dampfbad öffnet die Poren und macht die Haut besonders aufnahmebereit für die nachfolgende Pflege.

gen und aufs Gesicht legen. 10 bis 15 Minuten einwirken lassen. Relaxen Sie am besten während dieser Zeit, und atmen Sie den angenehmen Lavendelduft tief ein – er hat eine stark beruhigende Wirkung auf die Psyche. Das kalte Tuch abnehmen und die Haut gut eincremen.

Keep cool, Baby Falls Sie zu Schwellungen und Stauungen unter den Augen neigen, hilft eine kühle Kompresse. Die einfachste Lösung: Besorgen Sie sich in der Apotheke Rosen-, Hamamelis- oder Lavendelwasser, auch Hydrolat genannt. Tränken Sie zwei Wattepads mit dem Wasser, und legen Sie sie für 5 Minuten auf die geschlossenen Augenlider. Sie können das Blütenwasser auch im Kühlschrank aufbewahren, dann ist die abschwellende und erfrischende Wirkung noch etwas intensiver.

Wickel

Wickel sind die Klassiker in der medizinischen Aquatherapie. Sie helfen bei Schmerzen, Fieber und Erkältungskrankheiten, indem sie das körpereigene Abwehrsystem aktivieren. Wichtig: Die Innentücher für Wickel sollten aus Naturmaterialien wie Leinen, Baumwolle oder Rohseide bestehen. Ideal sind alte Taschentücher und Stoffservietten, für größere Wickel auch Stücke von ausrangierten alten Bettlaken.

Die Innentücher müssen immer von einem Außentuch fixiert werden. Dafür eignen sich Materialien wie Wolle oder Seide am besten, also etwa ein alter Wollschal für einen Halswickel, eine Wollmütze für Ohrenauflagen oder ein größeres Wolltuch für einen Brustwickel. Die Wickeltücher sollten immer recht stramm am Körper sitzen, damit die Wirkung nicht durch eindringende Luft verpufft. Im Folgenden finden Sie die Top Five der Body-Wraps.

Brustwickel Tauchen Sie ein ausreichend großes Innentuch in heißes Wasser, wringen Sie es aus, und wickeln Sie es so heiß wie möglich um den Brustbereich. Wickeln Sie ein Wolltuch darüber, und lassen Sie das Ganze so lange wirken, bis der Innenwickel abkühlt. Halten Sie dann am besten ein zweites feuchtheißes Innentuch bereit, und wiederholen Sie die ganze Prozedur. Brustwickel helfen bei Erkältungen, grippalen Infekten und Bronchitis.

Halswickel Tauchen Sie ein zusammengefaltetes Baumwolltuch in heißes oder kaltes Wasser, und wringen Sie es gut aus. Wickeln Sie es stramm um den Hals, am besten bis unter die Ohren. Als Außentuch eignet sich für die kalte Anwendung ein Seidentuch am besten, für den warmen Wickel ist

Eng verwandt mit Wickeln und Kompressen ist das Kirschkernsäckchen, das nicht nur bei Kindern als heiße oder kalte Auflage sehr beliebt ist.

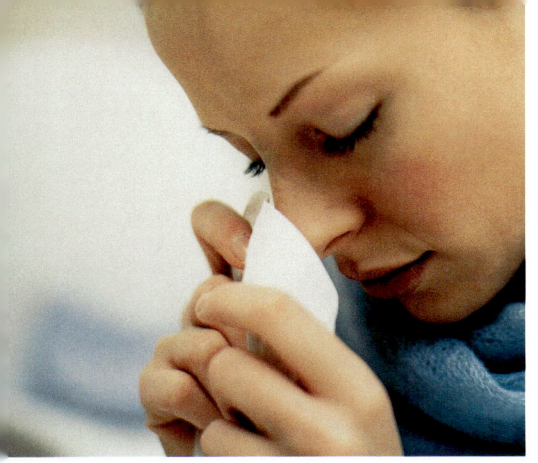

ein Wollschal ideal. Das Innentuch sollten Sie erst erneuern, wenn es getrocknet ist. Die Gesamtdauer der Anwendung sollte höchstens 1 Stunde betragen. Wenn Sie in den kalten Wickel einige Zitronenscheiben legen, verstärkt das die Wirkung. Halswickel helfen kalt bei Halsschmerzen, Heiserkeit und Rachenentzündungen und warm bei Stirn- und Kieferhöhlenentzündungen.

Wadenwickel Tauchen Sie ein Tuch in kaltes Wasser. Bei Fieber sollten Sie es nur ganz leicht ausdrücken, bei allen anderen Beschwerden sollte es gut ausgewrungen werden. Wickeln Sie das Tuch stramm um den Unterschenkel, und wickeln Sie anschließend noch ein Wolltuch darüber. Wichtig: Sobald sich der Innenwickel erwärmt hat, sollten Sie ihn durch einen kalten erneuern. Sie können dem kalten Wasser auch 1 Schuss Essig oder etwas Salz beigeben, das verstärkt die fiebersenkende Wirkung. Wadenwickel helfen bei Fieber, Unruhe, Schlafstörungen und schweren Beinen.

Mit den klassischen Wickeln aus Großmutters Zeiten schlagen Sie vor allem Erkältungskrankheiten ein Schnippchen.

Fußwickel Tauchen Sie ein Innentuch in kaltes Wasser, und wringen Sie es gut aus. Wickeln Sie es stramm um den Fuß, und fixieren Sie es mit einem Außentuch. Sobald das Innentuch warm ist, sollte es erneuert werden. Alternativ dazu können Sie auch dünne Baumwollsocken in kaltes Wasser mit einem Schuss Essig tauchen. Wringen Sie die Socken aus, ziehen Sie sie an, und ziehen Sie trockene Wollsocken darüber. Danach am besten sofort ab ins Bett – Fußwickel helfen bei Schlafstörungen.

Ohrwickel Geben Sie 1/2 geschälte Zwiebel in ein gefaltetes Taschentuch oder in einen Waschhandschuh. Zerquetschen Sie die Zwiebel mit einem Nudelholz, bis der Zwiebelsaft austritt. Legen Sie dieses Päckchen aufs Ohr, und fixieren Sie es mit einer Wollmütze oder einem Stirnband aus Wolle. Lassen Sie das Ganze am besten 60 Minuten einwirken. Sie können die Wirkung noch verstärken, indem Sie sich mit dem Ohr auf eine Wärmflasche legen. Ohrenwickel helfen bei Ohrenschmerzen, z. B. einer Mittelohrentzündung.

Goldene Mitte

Wenn Sie unter hohem Blutdruck leiden, sollten gerade großflächige Wickel nicht zu heiß und nicht zu kalt sein. Körperwarme Wraps senken den Blutdruck und entlasten das Herz.

Sauna, Hamam & Co.

Wasser und Wärme in seiner schönsten Form finden Sie in Sauna, Sanarium® oder dem türkischen Schwitzbad Hamam. Diese magischen Hot Spots machen die Haut zart und rein, stärken das Immunsystem und streicheln besonders an trüben Tagen die Seele. Hier bekommen Sie mehr als nur warme Gedanken.

Quadratisch, praktisch, heiß – die finnische Sauna

Millionen von Finnen können nicht irren. Sie nutzen die Sauna seit über 300 Jahren. Geschäfte tätigt man in diesem Land öfter auf dem Holzbänkchen in wohliger Wärme als auf dem Stuhl im Restaurant. Und das aus gutem Grund: Ein finnisches Sprichwort sagt: »In der Sauna verraucht der Zorn, und die Galle trocknet ein.« Ideale Bedingungen für einen guten Geschäftsabschluss.

Die finnische Sauna ist deshalb zu Recht der Klassiker unter den Schwitzkästen. Bis zu 100 °C heiß wird es in der Kabine aus Fichtenholz. Keine Angst, dass dabei das Wasser im Körper zu kochen beginnt. Da es sich um heiße, trockene Luft handelt, bleibt der Körper von der Schmerzgrenze, die bei 46 °C liegt, weit entfernt. Die Hauttemperatur steigt allerdings von normalen 37 auf bis zu 42 °C an. Ein durchaus gewünschter Effekt, denn dieses künstlich erzeugte leichte Fieber stärkt das Immunsystem. Die erhöhte Körpertemperatur lockt Abwehrstoffe gegen Bakterien und Viren ins Blut. US-Studien haben sogar gezeigt, dass der Immunglobulin-A-Gehalt in der Sauna schon nach wenigen Minuten stark ansteigt – ein deutliches Zeichen für eine gesteigerte Immunabwehr. Auch die Zahl der so genannten Fresszellen im Blut, die beispielsweise Schnupfenviren die rote Karte zeigen, steigt in der wohligen Wärme schnell auf das Doppelte an.

Das freut die Haut

Der Stoffwechsel der Hautzellen erhöht sich bei einem Saunagang um das Zwei- bis Dreifache, die Hornschicht der Haut quillt in der Wärme auf. Dadurch können alte Hornschüppchen leichter abgestoßen werden, eine anschließende Bürstenmassage erhöht diesen Effekt noch. Auch das in den Hornzellen gestaute Hautfett verflüssigt sich in der Hitze und kann so leichter abfließen, Pickel und Mitesser haben es dadurch deutlich schwerer. Einzige Gegenanzeige: Wer unter Couperose leidet, sollte auf das extreme Gefäßtraining zwischen Heiß und Kalt besser verzichten. Rote Äderchen können sich in der Wärme leider verstärken.

Falls Sie als Saunaanfänger glauben, Ihnen bliebe in der heißen Kabine die Luft weg, können Sie aufatmen: Durch die Wärme erweitern sich sogar die Bronchien, die Muskulatur der Atemwege entspannt sich, die Schleimhäute werden befeuchtet und besser durchblutet. Deshalb dürfen (und sollten) Sie sogar in die Sauna gehen, wenn Sie unter Asthma bronchiale oder anderen Erkrankungen der Atemwege leiden.

Und das Schönste: Schwitzen macht nicht nur gesund und schön, sondern auch noch glücklich. Durch die Wärme wird die Ausschüttung des Stresshormons Kortisol gedrosselt, und der Serotoninspiegel, ein Glücksbotenstoff im Gehirn, steigt gleichzeitig an. Lauter gute Gründe also, um einmal pro Woche in die wunderbare Welt der Wärme einzutauchen.

So schwitzen Sie richtig

Alles, was Sie für die Sauna brauchen, sind zwei große Bade- oder Saunatücher, die mindestens Ihre Körperlänge haben, außerdem einen Bademan-

Das dürfen Sie nur in Ihrer Privatsauna: Wer die öffentliche Sauna besucht, sollte aus hygienischen Gründen immer ein Handtuch unterlegen.

tel, Duschgel, eventuell eine Massagebürste, Bodylotion für hinterher, eine Plastikflasche (Glas ist in vielen Bädern aus Sicherheitsgründen verboten) mit Wasser oder Apfelschorle, eine Kleinigkeit zu essen (Obst, Reiscracker, Butterkekse) und ungefähr zwei bis drei Stunden Zeit.

Duschen Sie sich vor dem Saunagang, und trocknen Sie sich gut ab. Letzteres ist wichtig, da nasse Haut das Schwitzen verzögert. Wählen Sie anfangs am besten eine Bank auf halber Höhe, ganz oben steigt Ihnen die Wärme vielleicht zu sehr zu Kopf, und unten dauert es ziemlich lang, bis die ersten Schweißperlchen kullern. Ob Sie sich hinsetzen oder hinlegen, ist Geschmackssache und hängt natürlich auch davon ab, wie voll es in der Saunakabine ist.

In Deutschland eher unüblich ist das in Finnland praktizierte Quästen, bei dem man sich mit einem Birkenlaubbüschel leicht über die Haut schlägt. Damit wird das Schwitzen noch verstärkt.

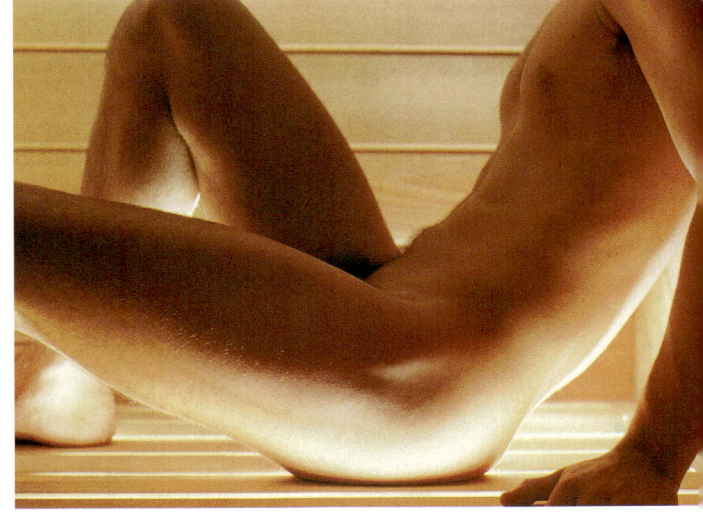

Legen Sie ein großes Badetuch komplett unter Ihren Körper (auch unter die Füße). Falls Partien wie Knie, Gesicht oder Schienbeine in der Hitze brennen, ist das ganz normal. Dort sitzen nämlich von Natur aus besonders wenig Schweißdrüsen. Sie können sich zur Linderung etwas kaltes Wasser ins Gesicht spritzen oder die Feuchtigkeit von besser schwitzenden Partien wie Bauch oder Rücken zu den Beinen hin verstreichen. Acht bis zwölf Minuten pro Saunagang reichen. Falls Sie anfangs schon nach fünf Minuten genug haben: Gehen Sie raus, und spielen Sie nicht den Helden.

Langsam abkühlen!

Nach der Sauna sollten Sie erst einmal einige Schritte an der frischen Luft gehen und diesen Effekt dann mit einer kalten Dusche oder einem Schlauchguss steigern. Anschließend (und aus hygienischen Gründen bitte wirklich immer erst nach dem Abduschen) können Sie den Sprung ins eiskalte Tauchbecken wagen. In einigen Saunas gibt es auch Eisräume oder Crushed Ice, mit dem man sich abreiben kann. Das Abkühlen nach der Sauna ist ausgesprochen wichtig, denn erst dieser Heiß-Kalt-Wechsel macht den wirklichen Körperreiz aus.

Wer mag, kann nach dem Abkühlen noch ein warmes Fußbad nehmen, am besten nur knöchelhoch und ca. 40 °C warm. Hüllen Sie sich anschließend in einen flauschigen Bademantel, und relaxen Sie 15 bis 20 Minuten. Erst danach ist der Körper bereit für eine neue Schwitzrunde.

Wichtig: Übertreiben Sie das Saunen nicht. Viel hilft wie bei so vielen Dingen nicht auch viel. Drei Sauna-

Schlankmacher Sauna?
Die Sauna und ihr Fatburneffekt

Nach zwei bis drei Saunagängen zeigt die Waage bis zu einem Kilogamm Körpergewicht weniger an. Das klingt zwar gut, es handelt sich aber lediglich um Flüssigkeit, die der Körper durch das Schwitzen verloren hat. Trinkt man etwas, ist meist auch das Gewicht wieder das alte.
In Sache Zellulite bringt regelmäßiges Saunen allerdings durchaus etwas. Die Heiß-Kalt-Reize straffen das Gewebe, kurbeln die Durchblutung an und schleusen überflüssiges Wasser und Schadstoffe aus dem Gewebe. Ein kleiner zusätzlicher Trost: Nach der Sauna fühlt man sich meist sehr entspannt, etwas müde und hat nur wenig Hunger. Nutzen Sie das aus!

gänge sind genug, länger als höchstens 15 Minuten sollten Sie nie in der Kabine bleiben. Denn sonst kann sich der Wohlfühleffekt ganz schnell umkehren: Sie fühlen sich gereizt, erschöpft und bekommen sogar Kopfschmerzen oder Einschlafstörungen.

Wärme light – Sanarium®

Manche Menschen können sich mit der doch extremen Hitze in der Sauna einfach nicht anfreunden. Sie auch? Dann sollten Sie es einmal mit dem Sanarium® probieren.

Dort wird es nur zwischen 50 und 60 °C warm, die Luftfeuchtigkeit ist etwas höher als in der klassischen Sauna. Der Vorteil des Sanariums®: Man schwitzt schneller, und empfindlicher Haut bekommt das feuchtwarme Klima oft besser als die trockene Saunahitze. Eine Untersuchung der Berliner Universitätsklinik Charité hat sogar ergeben, dass das Sanarium® besonders kreislaufschonend ist und einen zu hohen Blutdruck normalisieren kann.

Manch ein Sanarium® treibt es buchstäblich bunt. Verschiedenfarbige Lichtröhren an der Decke, die im Wechsel erstrahlen, sollen direkt auf Körper und Psyche wirken. So regt Rot die Durchblutung der Haut und die Tätigkeit der Drüsen an. Gelb wirkt intensiv auf die Nerven und fördert Konzentrationsfähigkeit und Verdauung. Blaues Licht beruhigt und senkt den Blutdruck. Grün ist ebenfalls eine Relax-Farbe und soll bei Schlafstörungen helfen. Und helles weißes Licht streichelt traurige Winterseelen. Im Sanarium® dürfen Sie übrigens länger als in der klassischen Sauna bleiben: 15 bis 25 Minuten sind ideal.

Orientalisch schwitzen

In Deutschland ist der Hamam gerade auf dem Weg in die Hot-Spot-Hitliste. Wie gut ein Besuch in dem Schwitzbad aus Tausendundeiner Nacht tut, wissen die Orientalen seit rund 6000 Jahren.

Auch heute noch ist der Hamam der Klatschtempel des Morgenlandes – streng getrennt allerdings nach Geschlechtern. Freundinnen feiern hier ihren Geburtstag, und Männer diskutieren über das letzte Fußballspiel der türkischen Nationalmannschaft. Fünf Themen sind allerdings im türkischen Bad tabu: Arbeit, Geld, Religion, Politik und Krankheiten.

Der Aufenthalt in einem Hamam ist ein kleines Ritual für sich. Nachdem man sich ausgezogen hat, hüllt man sich zunächst in das so genannte Pestemal, ein dünnes kariertes Baumwolltuch. So stilecht bekleidet, geht's ab in einen Ruheraum, den Maslakh. Hier, beim Plätschern eines kleinen

Hot Infos

Wenn Sie sich über Hot Spots weitergehend informieren möchten: Folgende Internetadressen halten interessante Infos parat: www.hamam.de, www.saunabund.de und www.saunaseite.de.

Die Saunaverbote

▶ Gehen Sie nie unmittelbar nach dem Sport in die Sauna. Der Puls sollte niedriger als 100 Schläge pro Minute sein.

▶ Trinken Sie keinen Alkohol vor oder während der Sauna – auch wenn Sie noch so Lust auf ein Weißbier haben. Alkohol belastet den Kreislauf und senkt die Reaktionsfähigkeit. Gegen den Durst hilft Mineralwasser oder – noch besser – Apfelschorle im Verhältnis 1 (Saft) zu 2 (Wasser).

▶ Vermeiden Sie Dauerschwitzen auf der untersten Bank – das belastet das Herz zu stark.

▶ Gehen Sie nie hungrig oder nach einem üppigen Essen in die Sauna – das bedeutet Kreislaufstress pur.

▶ Treiben Sie in der Sauna keine Gymnastik, und unterhalten Sie sich nicht laut: Das stresst die Mitschwitzer und verringert die Sauerstoffkonzentration im Blut.

▶ Gehen Sie direkt nach der Sauna nie sofort unters Solarium, da die Haut dann wesentlich lichtempfindlicher ist.

▶ Gehen Sie nie mit Fieber oder akuten Entzündungen in die Sauna – dies bedeutet eine gefährliche Kreislaufbelastung!

▶ Legen Sie vor der Sauna Ihren Schmuck ab. Durch die Wärme kann sich das Metall unangenehm erhitzen und auf der Haut brennen. Das gilt übrigens auch für Piercings.

▶ Kein Sisalhandschuh und keine Massagebürste in der Saunakabine – der umherspritzende Schweiß ist eine Zumutung für andere Saunagäste. Die Abreibungen machen Sie besser hinterher unter der Dusche.

▶ Ziehen Sie nicht in aller Hektik drei Saunagänge hintereinander ohne Ruhepause durch, weil Sie wenig Zeit haben. Wer jobmäßig im Stress ist, sollte den Saunabesuch lieber auf einen ruhigeren Tag verschieben.

Auch bei Funktionsstörungen der Schilddrüse, der Leber oder der Nieren sowie bei nicht therapierbarem Bluthochdruck sollten Sie auf einen Saunabesuch verzichten.

Brunnens in der Mitte, streift man den Alltag ab und stimmt sich auf die folgenden Erlebnisse der wärmenden Art ein. Der nächste Raum, der so genannte Sogukluk, hat eine Temperatur von rund 35 °C. Hier kann man sich ganz langsam an die Wärme gewöhnen, sich mit warmem Wasser aus einem Becken (Kurna) übergießen und das erste Prickeln auf der Haut spüren. Im Halvet, einem ca. 45 °C warmen Raum, kommen die Schweißdrüsen dann so langsam in Fahrt. Danach geht's in den Einseifraum (Lif), wo man sich selbst oder auch gegenseitig mit speziellen Waschlappen einschäumt.

Wichtig: Verwenden Sie im Hamam niemals kaltes Wasser, es unterbricht den Schwitzvorgang. Beenden Sie den Besuch im Hamam unbedingt im Camekan (Ruheraum). Kuscheln Sie sich in einen flauschigen Bademantel, schlürfen Sie einen süßen heißen Cay (Schwarztee), und zeigen Sie dem Alltag da draußen die warme Schulter.

Schön durch Schlamm – Rassoul-Bad

Das Rassoul-Bad ist manchmal dem Hamam angegliedert, oft ist es auch als besonderer Orient-Kick in Saunaanlagen zu finden. Meist sind es wunderschöne, mit winzigen Mosaiken gekachelte Räume, die wirklich an einen Prinzessinnen-Beauty-Salon aus Tausendundeiner Nacht erinnern.

Dort reibt man sich von Kopf bis Fuß mit Schlamm (Rassoul) in unterschiedlichen Körnungen ein. Hellbraun und fein ist für das Gesicht gedacht, mittelbraun und ein wenig grobkörniger fürs Dekolletee, die dunkelbraune, sehr grobkörnige Masse streicht man auf robustere Hautpartien wie Po, Rücken oder Beine.

So eingehüllt, nimmt man auf einem gekachelten »Sessel« Platz und genießt den Kräuterdampf, der in den Raum geblasen wird. Durch den Dampf öffnen sich die Poren, und der Schlamm kann seine volle Wirkung entfalten. Er wirkt wie ein Peeling, saugt Talg auf und schleust Giftstoffe aus dem Körper. Nach etwa 20 Minuten ist die schöne Schmuddelei leider vorbei: Aus Duschen über den Sesseln nieselt ein warmer Regen und spült den Schlamm sanft ab. Danach sollten Sie noch einmal gründlich duschen und sich gut eincremen, da der Schlamm die Haut etwas austrocknet.

Im Einseifraum können Sie sich auch eine stilechte, von einem Badeknecht (Tellak) durchgeführte Seifenmassage auf einem warmen Stein gönnen.

Prost – Prickeln aus der Flasche

Wasser hat im Körper viele lebenswichtige Funktionen: Es fördert die Entschlackung, transportiert Mineralstoffe und Spurenelemente, beseitigt Abbauprodukte aus dem Stoffwechsel und reguliert unsere Körpertemperatur. Innerhalb von 24 Stunden fließen rund 1400 Liter Wasser durch unser Gehirn, die Nieren werden im selben Zeitraum von 2000 Litern durchströmt. Etwa 2,5 Liter Wasser scheidet der Körper täglich aus. Dabei verliert er auch Mineralstoffe und Spurenelemente, die ebenso wie die Flüssigkeit

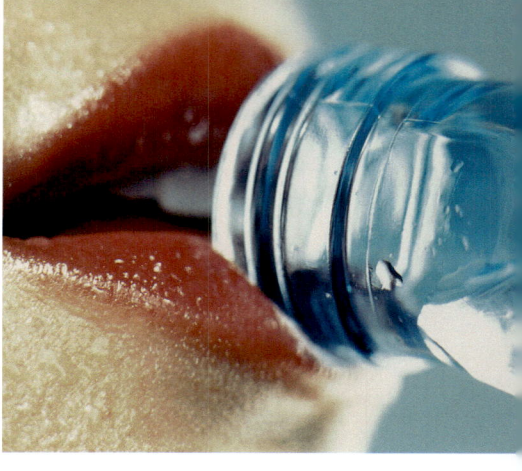

Wasser ist nicht gleich Wasser. Auch bei natürlichem Mineralwasser kann die Zusammensetzung der jeweiligen Mineralstoffe sehr unterschiedlich sein.

Jeder Deutsche trinkt – statistisch gesehen – rund 100 Liter Mineralwasser pro Jahr. Und hat dabei die Qual der Wahl: Etwa 650 Mineralwässer und 70 Heilwässer bietet der Markt an. Doch die Bezeichnung der Wässer ist für den Laien oft verwirrend.

wieder ersetzt werden müssen. Zwar enthalten fast alle Nahrungsmittel auch Wasser, doch das ist nicht genug. Zusätzlich sollte man zwei bis drei Liter Flüssigkeit in Form von Mineralwasser, Kräuter- und Früchtetee oder Saftschorle zu sich nehmen.

Kleiner Sprudel-Guide

▶ Natürliches Mineralwasser
Es unterliegt strengen Anforderungen. Es ist z. B. das einzige Lebensmittel in Deutschland, das amtlich anerkannt werden muss. Die ursprüngliche Reinheit wird durch Abfüllung am Quellort garantiert. Durch seinen natürlichen Gehalt an Mineralien und Spurenelementen besitzt es besondere ernährungsphysiologische Eigenschaften.
▶ Natürliches Heilwasser
Es unterliegt dem Arzneimittelgesetz und wird meist in stiller Form mit einem sehr geringen Kohlensäureanteil (maximal 3 Gramm pro Liter) angeboten. Es kann heilende, lindernde oder vorbeugende Eigenschaften haben.
▶ Quellwasser
Auch Quellwasser stammt, wie das natürliche Mineralwasser, aus unterirdischen Wasservorkommen; es kann jedoch die strengen Richtlinien des Mineralwassers nicht erfüllen.

▶ Tafelwasser
Tafelwasser wird hauptsächlich aus Leitungswasser hergestellt, das künstlich mit Mineralien und anderen Zusatzstoffen angereichert wird.

Mit oder ohne Sprudel?

Die zugefügte Kohlensäure ändert an der Zusammensetzung des Mineralwassers im Grunde nichts. Lassen Sie einfach Ihren Geschmack entscheiden, ob Sie Wasser lieber mit oder ohne Bubbles mögen.

Der Gehalt an Kohlensäure ist bei deutschen Mineralwässern im Vergleich zu ausländischen Marken übrigens relativ hoch. Jeder, der schon einmal ein italienisches oder spanisches Sprudelwasser getrunken hat, weiß das. Einen Vorteil allerdings hat kohlensäurehaltiges Mineralwasser: Es tötet Bakterien im Wasser ab, was bei längeren Transportwegen eine Rolle spielen kann. Kritiker weisen jedoch auch darauf hin, dass Kohlensäure lebenswichtige körpereigene Bakterien, z. B. das Darmbakterium Escherichia coli, dezimiert.

Was schwimmt denn da?

Jede einzelne Flasche Mineralwasser enthält einen ganzen Mix aus Mineralstoffen und Spurenelementen, der von Marke zu Marke allerdings deutlich variieren kann.

Natrium (Na) Natrium beeinflusst den Stoffwechsel des Herzes und sorgt mit für einen regelmäßigen Herzschlag. Als Natriumchlorid (Kochsalz) erhält es die Gewebespannung und reguliert den Wasserhaushalt des Körpers. Außerdem spielt es eine wesentliche Rolle bei der Reizbarkeit der Muskeln und ihrer Kontraktion. Ein Natriummangel äußert sich in Schwäche, Übelkeit, Muskelkrämpfen bis hin zum Kreislaufkollaps.

Die weit verbreitete Meinung, Kochsalz sei mitverantwortlich für Bluthochdruck, trifft nur auf 20 Prozent aller Menschen zu. Die übrigen 80 Prozent verfügen über bestimmte Regulationsmechanismen im Körper, die den Kochsalzgehalt kontrollieren. Der wahre Grund für einen hohen Blutdruck ist häufig Übergewicht oder Stress. Der Tagesbedarf an Natrium schwankt stark. So steigt er bei hoher körperlicher Belastung von normal drei Gramm pro Tag auf 15 Gramm und mehr an.

Magnesium (Mg) Magnesium kommt in fast allen menschlichen Zellen vor. Es aktiviert bestimmte Enzyme für die Energiegewinnung, hilft bei der Übertragung von Nervenimpulsen auf die Muskulatur und sorgt für eine gleichmäßige Kontraktion der Muskeln. Es ist außerdem wichtig für den Knochenaufbau, erweitert die Blutgefäße und verringert so das Herzinfarktrisiko. Ein Mangel an Magnesium kann zu Nervosität, Konzentrationsschwäche, Schwindel, Kopfschmerzen bis hin zur Migräne führen. Beim Sport können Wadenkrämpfe Zeichen einer Magnesiumunterversorgung sein. Ein Erwachsener braucht pro Tag zwischen 300 und 400 Gramm des Mineralstoffs.

Kalzium (Ca) Kalzium ist ein wahres Multitalent: Es stabilisiert Knochengerüst, Zähne und Zellwände, ist an der Reizübertragung in Nerven und Muskeln sowie an der Blutgerinnung beteiligt. Bei einigen Hautallergien (z. B. Sonnenallergie) wirkt Kalzium ausgleichend. Ist zu wenig Kalzium im Körper vorhanden, kommt es zu einer Entkalkung der Knochen (Osteoporose), sie werden brüchig. Kalziummangel kann zu Zahn-, Nagel- und Haarschäden führen. Der durchschnittliche Tagesbedarf liegt bei etwa 800 bis 1000 Milligramm. Säuglinge brauchen weniger, heranwachsende Jugendliche wesentlich mehr.

Kalium (K) Kalium reguliert den Wasserhaushalt und Wasserdruck zwischen den Zellen und sorgt dafür, dass

Magnesium ist vorwiegend in Vollkornprodukten, Milch und Milchprodukten sowie in Leber, Geflügel und Fisch enthalten.

die einzelnen Zellen ausreichend mit Nahrung versorgt werden. Kalium ist auch ein wichtiger Helfer bei der Muskelkontraktion sowie bei der Reizbildung und Reizleitung des Herzes. Mangelerscheinungen äußern sich in einer Schwäche der Skelettmuskulatur und in einer Erschlaffung der glatten Muskulatur. In fortgeschrittenem Stadium kann es sogar zu Darmlähmungen und Funktionsstörungen des Herzes kommen.

Je nach Beanspruchung benötigt der Körper zwischen zwei und vier Gramm Kalium pro Tag. Da Kalium das Zellwachstum fördert, sollten Kinder und Jugendliche Kalium in ausreichender Menge zu sich nehmen.

Phosphor Zusammen mit Kalzium ist Phosphor am Aufbau des Knochengerüsts und der Zähe beteiligt.

Organische Phosphorsäureverbindungen sind Bausteine der Nukleinsäuren und damit Bestandteil der DNS, des menschlichen Gencodes. Diese Verbindungen wirken als Energieüberträger und Botensystem, indem sie Substanzen durch die Zellmembrane hindurchtransportieren.

Ein Phosphormangel ist relativ selten, da er in fast allen Lebensmitteln vorkommt. Erwachsene brauchen pro Tag etwa 0,8 bis 1,4 Gramm Phosphor, 15- bis 20-Jährige brauchen mehr — ebenso wie schwangere und stillende Frauen.

Phosphor ist vor allem in eiweißreichen Nahrungsmitteln wie Fleisch, Fisch und Geflügel sowie in Milchprodukten enthalten.

Sulfat Sulfate sind Salze des Schwefels. Sie wirken entgiftend auf die Leber, regen die Gallenfunktion und damit auch die Verdauung an. Höher dosiert wirken sie abführend. Sulfate werden vom Körper nur in sehr geringen Mengen aufgenommen. Zusammen mit Magnesium und Natrium binden sie aber Wasser im Darm und regen die Darmbewegung an. Als Bestandteil von Eiweißen ist Sulfat in allen eiweißhaltigen Lebensmitteln wie beispielsweise in Fisch, Fleisch oder Milchprodukten enthalten.

Spurenelemente Neben den oben genannten Mineralstoffen braucht der Körper auch Spurenelemente wie Zink (Zn), Eisen (Fe), Jod (J) oder Kupfer (Cu). Alle Spurenelemente haben wichtige Aufgaben. So ist Eisen Bestandteil des roten Blutfarbstoffs Hämoglobin und damit an der Sauerstoffübertragung im Blut beteiligt. Jod ist mitverantwortlich für die Produktion des Schilddrüsenhormons Thyroxin. Kupfer und Zink spielen für das Immunsystem eine wichtige Rolle.

Die empfohlene Tageszufuhr an Spurenelementen liegt je nach Stoff manchmal bei Bruchteilen eines Milligramms, manchmal bei wenigen Milligramm. Die Unterversorgung mit Spurenelementen kann die Gesundheit angreifen, eine Überversorgung unter Umständen sogar zu Vergiftungserscheinungen führen.

Über dieses Buch

Über die Autorin

Silke Amthor ist freiberufliche Journalistin in München und arbeitet für diverse Mode- und Lifestylemagazine (u. a. »Shape«, »BUNTE«, »Elle« und »Cosmopolitan«). In ihren zahlreichen Veröffentlichungen beschäftigt sie sich intensiv mit den Themen Beauty und Wellness.

Literatur

Amthor, Silke: Fit für den Bikini. Südwest Verlag. München 2002
Engels, Dr. med. Tanja / Neumann, Bernd: Optimal trainieren. Südwest Verlag. 4. Auflage, München 2001
Giehrl, Josef / Hahn, Michael: Richtig Schwimmen. BLV Verlagsgesellschaft. 7. Auflage, München 2000
Hellmiß, Margot / Scheithauer, Falk: Fit in der Sauna. Südwest Verlag. München 2001
Scheithauer, F. / Friedrich, A. W / Rehle, E.: Qi Gong. Der Weg zu Vitalität und Ausgeglichenheit. Südwest Verlag. 3. Auflage, München 2001

Hinweis

Das vorliegende Buch ist sorgfältig erarbeitet worden. Dennoch erfolgen alle Angaben ohne Gewähr. Weder Autorin noch Verlag können für eventuelle Nachteile oder Schäden, die aus den im Buch gemachten praktischen Hinweisen resultieren, eine Haftung übernehmen.

Bildnachweis

Alle Bilder stammen von Stefan Eisend, München, außer: Bavaria, München: Titel (Phillippe Poulet / Mission); Image Bank, München: 4–5 (Kaz Mori), 6 (Liysa King), 56 (Juan Silva), 66–67 (Don King), 69 (Rita Maas), 71 (Frederic Jorez), 78 (Nancy Brown), 79 (Daniel Arsenault), 94 (Nicolas Russell), 96–97 (Michael Melford), 103 (A. Boccaccio); Jump, Hamburg: 31 (Martina Sandkühler), 53 (Kristiane Vey); Photonica, Hamburg: 8 (Johner); Zefa, Düsseldorf: 54 (Frink), 57 (Photex), 72 (Lyttle), 75 (Auslöser), 76 (Emely), 85, 87, 93 (Miles), 88 (Gerth), 90 (A.B.), 91 (Hatz), 82–83, 99 (Pinto), 101 (Virgo), 108 (M. Thomsen).

Herzlichen Dank an Herrn Leutze von Wellness & More und Frau Steinbeiser von Lady Sportiv für ihre freundliche Unterstützung.

Impressum

Der Südwest Verlag ist ein Unternehmen der Econ Ullstein List Verlag GmbH & Co. KG, München.
© 2002 Econ Ullstein List Verlag GmbH & Co. KG, München

Alle Rechte vorbehalten. Nachdruck – auch auszugsweise – nur mit Genehmigung des Verlags.

Redaktion und Projektleitung: Dr. Ulrike Kretschmer
Redaktionsleitung und medizinische Fachberatung: Dr. med. Christiane Lentz
Bildredaktion: A. Thomas Birkenholz
Produktion: Manfred Metzger (Leitung), Annette Aatz, Monika Köhler
Umschlag: Werbeagentur Lohmüller, Berlin; Reinhard Soll
Layout und DTP: Dr. Alex Klubertanz
Grafiken: Christian Hilt (nach: Giehrl / Hahn, siehe links)

Printed in Italy
Gedruckt auf chlor- und säurearmem Papier

ISBN 3-517-06557-9

Register